HISTOIRE

DU

CHOLÉRA-MORBUS

QUI A RÉGNÉ

DANS L'ARMÉE FRANÇAISE

AU NORD DE L'AFRIQUE, ET PARMI LES AUTRES HABITANTS DE CETTE
CONTRÉE, EN 1834 ET EN 1835.

PAR M. F. M. AUDOUARD, D. M. M.,

MÉDECIN PRINCIPAL D'ARMÉE, OFFICIER DE L'ORDRE ROYAL DE LA
LÉGION-D'HONNEUR, CHEVALIER DES ORDRES ROYAUX DE CHARLES III
ET DE SAINT-FERDINAND D'ESPAGNE, ENVOYÉ EXTRAORDINAIREMENT
EN AFRIQUE, PAR M. LE MINISTRE DE LA GUERRE, A L'OCCASION DU
CHOLÉRA-MORBUS ;

Envoyé également à Barcelone en 1821, et au port du Passage en
1823, à l'occasion de la fièvre jaune ; Membre honoraire de la
Société académique de Médecine de Marseille et de la Société Médicale du département d'Indre-et-Loire; Membre de la Société
de Médecine de Paris et de la Société de Médecine pratique de
Montpellier; Associé Correspondant des Sociétés de Médecine
de Toulouse, du département du Gard, de Barcelone, de Cadix
et de Bruxelles; des Sociétés royales de Médecine de Marseille et
de Bordeaux; de la Société des Sciences Médicales du département
de la Moselle; de la Société des Sciences, Agriculture et Arts du
Bas-Rhin.

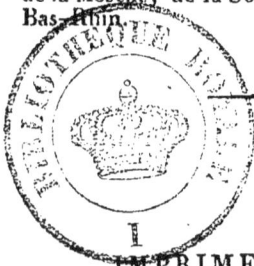

PARIS.

IMPRIMERIE DE DEZAUCHE,

FAUBOURG MONTMARTRE, N° 11.

—

1836.

Avant-Propos.

Le choléra-morbus d'Alger avait répandu l'é-
pouvante et le deuil en France; tant de familles
avaient à redouter la perte de quelque parent,
tant de cris de douleur se faisaient entendre, que
M. le maréchal ministre de la guerre, qui avait
fait parvenir déjà tant de moyens de secours dans
cette colonie, crut devoir y ajouter encore en m'y
envoyant. Il avait présent à l'esprit que deux de
ses prédécesseurs m'avaient honoré de semblables
marques de confiance en me donnant mission d'aller, l'un à Barcelone lors de l'épidémie de fièvre
jaune de 1821, et l'autre au port du Passage lorsque cette même maladie y régna en 1823. En conséquence il m'adressa l'ordre suivant :

« Paris, le 2 septembre 1835.

« *A M. Audouard, médecin principal, en dis-*
« *ponibilité, à Paris.*

« Monsieur,

« Le choléra sévit avec force à Alger, et M. l'in-
« tendant militaire du corps d'occupation d'A-

« frique a dû user des derniers moyens pour
« satisfaire aux exigences des besoins que l'épidé-
« mie a fait naître.

« Des officiers de santé lui ont été envoyés de
« France, mais ils ont été pris, pour la plupart,
« dans les grades inférieurs.

« J'ai pensé que votre haute expérience serait
« d'un grand secours dans ces circonstances mal-
« heureuses, et j'ai décidé que vous seriez dirigé
« immédiatement sur Alger.

« J'informe, par lettre de ce jour, M. l'inten-
« dant militaire du corps d'occupation que je
« vous mets à sa disposition. Il vous fera recon-
« naître dans votre grade de médecin principal
« et vous désignera le poste où il vous croira le
« plus nécessaire.

« En vous confiant cette mission, j'ai compté,
« Monsieur, sur le dévoûment dont vous avez
« souvent donné des preuves, et je ne doute pas
« de l'empressement que vous mettrez à la remplir.

« Comme il est urgent que vous soyez promp-
« tement rendu à votre destination, vous partirez
« en poste, dans les vingt-quatre heures qui sui-
« vront la notification de cet ordre. Vous rece-
« vrez à cet effet les frais de poste alloués à
« votre grade.

« C'est sur Toulon que vous vous dirigerez pour
« y être embarqué.

« J'ai l'honneur de vous saluer avec une
« haute considération,

« Le maréchal ministre de la guerre,

« *Signé*, marquis MAISON. »

Cet ordre était pour moi une marque de haute estime et de grande confiance. Aussi, bien que dans d'autres occasions j'eusse refusé des emplois non moins honorables que faciles à remplir, entre autres celui de médecin en chef et premier professeur à l'hôpital militaire d'instruction de Lille, dans celle-ci, où il s'agissait moins de mon intérêt que de celui de l'armée, je me fis un devoir et un point d'honneur d'accomplir une mission aussi difficile que périlleuse; et lorsque mon âge et mes longs services me disaient de prendre ma retraite plutôt que d'aller passer les mers, excité par l'appel flatteur que M. le ministre de la guerre faisait à mon expérience et à mon dévoûment, je m'empressai de me rendre à Toulon.

Mais à mon arrivée dans cette ville, je fus empêché de continuer ma route. M. l'intendant militaire de l'armée d'Afrique avait écrit que le choléra cessait à Alger, et qu'on devait retenir à Toulon tous les officiers de santé qui étaient envoyés en Afrique à l'occasion de cette maladie. Dans ce conflit il fallut consulter M. le ministre, ce qui fut cause que je passai vingt jours à Toulon pour y attendre de nouveaux ordres. Pendant ce temps je m'occupai de la partie historique du choléra qui venait d'y régner, et je vis encore quelques cas de cette terrible maladie, entre autres celui du capitaine Grometti, dont il sera question plus tard.

Enfin, M. le ministre décida, le 25 septembre, que les officiers de santé militaires qui étaient retenus à Toulon y attendraient de nouveaux ordres; mais pour ce qui me concernait, il ajouta :

« Je n'excepte de cette disposition que M. Au-
« douard, médecin principal : sa mission ayant
« le double but de concourir aux mesures à pren-

« dre pour atténuer les effets de l'épidémie, et
« d'observer sa nature et sa marche, je désire
« qu'il remplisse cette mission, surtout sous le
« point de vue scientifique. »

En conséquence, il donna de nouveaux ordres
pour que je me rendisse à ma destination. Ses ordres m'ayant été transmis à Toulon dès les premiers
jours d'octobre, je m'embarquai le 4 sur le bateau
à vapeur *le Ramier*, et, après avoir passé quelques heures dans la rade de Mahon, où était le
vaisseau *le Triton*, qui avait beaucoup souffert du
choléra, j'arrivai à Alger le 7.

Le lendemain 8, j'allai présenter mes civilités
à M. le maréchal Clauzel, gouverneur-général des
possessions françaises au nord de l'Afrique, et à
M. Melcion d'Arc, intendant en chef de l'armée.
Il ne fut question du choléra d'Alger que comme
d'un souvenir; celui dont la ville de Bone était
menacée occupait les esprits. On venait de recevoir
l'avis qu'un militaire y avait succombé; c'était le
premier cas, seul à la vérité; on le tenait même
pour douteux; mais la prudence voulait que l'on
se mît en mesure. En conséquence, au lieu de
m'occuper à écrire l'histoire du choléra d'Alger,
je dus aller voir ce qui se passait à Bone, et je reçus l'ordre suivant :

« Alger, le 9 octobre 1835.

« Monsieur le médecin principal,

« J'ai l'honneur de vous prévenir que d'après
« les intentions de M. le maréchal gouverneur,
« vu qu'un cas de choléra s'était manifesté à Bone

« au départ du courrier, vous devez profiter du
« bateau à vapeur qui doit partir demain d'Alger,
« pour vous rendre à cette destination où vos ta-
« lents et votre expérience peuvent être si utiles.
« L'extinction du fléau à Alger rend cette mission
« d'autant plus facile ; et d'ailleurs, à votre retour,
« vous pourrez reprendre les travaux scientifi-
« ques et les observations pour lesquels vous
« avez été envoyé en Afrique. Dans l'hypothèse où
« le choléra se serait borné au seul cas connu, et
« qui encore paraît douteux, vous pourriez reve-
« nir à Alger par le plus prochain bateau à vapeur,
« et y continuer vos savantes investigations.

« Recevez, etc.

« L'intendant de l'armée,

« *Signé* : MELCION D'ARC. »

En conséquence de cet ordre, je partis d'Alger,
le 10, sur le bateau à vapeur *la Salamandre*. Le
11, j'étais à Bougie où je passai quelques heures
pour en prendre connaissance, *la Salamandre*
y étant retenue à l'occasion des dépêches, et le 12
j'arrivai à Bone.

M. le maréchal-de-camp vicomte d'Uzer y était
commandant supérieur de la province, la place
était sous les ordres de M. le colonel Thomas, et
M. Saint-Léon, sous-intendant militaire, y était
chargé des hôpitaux. Je fus reçu par ces messieurs
avec le plus grand empressement, et un ordre du
jour annonça à l'armée l'objet de ma mission. Le
jour même de mon arrivée, je vis à l'hôpital mili-

taire un cholérique qui n'y vécut que quelques heures; c'était le sixième que l'épidémie avait déjà fourni : un seul survivait.

Aussitôt une mosquée faisant partie des locaux donnés pour l'hôpital fut consacrée à recevoir les cholériques. Elle fut partagée en trois divisions, dont furent chargés MM. Worms et Moreau, médecins, et Huttin, chirurgien-major, qui demanda de s'associer à nos travaux. Il fut arrêté que chacun d'eux serait de garde tour-à-tour la nuit et le jour, et qu'il recevrait dans sa division tous les cholériques entrants le jour de sa garde. Cette mesure avait pour but de laisser les malades sous la direction du médecin qui leur avait donné les premiers secours. Cela me parut d'autant plus convenable, que j'avais vu à Paris les personnes qui avaient recours aux médecins des ambulances, avoir un nouveau médecin chaque jour, ce qui ne tournait pas à leur avantage.

Vu qu'il n'y avait pas d'hôpital civil, nous eûmes à recevoir tous les cholériques de la ville qui ne pouvaient pas se faire traiter chez eux. C'est pourquoi une partie de cette mosquée fut destinée aux femmes qui furent isolées des hommes au moyen d'une séparation très-convenable. Elles y furent servies par d'autres femmes infirmières qu'on eut de la peine à se procurer, jusqu'à ce que l'épouse d'un officier du 3ᵉ régiment des chasseurs d'Afrique, Mme Devaux, leur eut donné l'exemple du courage et du dévoûment. Cette dame, dont on ne saurait trop louer le zèle et le désintéressement, passait les jours et les nuits au milieu des cholériques, et faisait plus elle seule que toutes les infirmières ensemble.

Le choléra-morbus que nous eûmes à combattre fut très-meurtrier. Il l'eût été plus encore si l'on ne se fût pénétré de l'importance de vivre de manière à éviter tous les excès sans s'imposer de grandes privations. Tel est le conseil que je donnais.

Dans ces pénibles circonstances tout le monde fit son devoir avec beaucoup de zèle. M. le général d'Uzer visita souvent l'hôpital, et suivant l'impulsion de son heureux caractère, y porta ces douces paroles de consolation, qui, de la part d'un supérieur, diminuent toujours les peines des malheureux; M. Saint-Léon ne passa pas un seul jour sans venir, plusieurs fois, s'informer des besoins qui pouvaient survenir dans le service; il est juste de dire aussi que l'administration, sous les ordres de M. Vanheddeghem, pourvut à tout dans ces moments où le service, quant aux fournitures et aux infirmiers, devenait très-difficile. Mais surtout les officiers de santé de toutes les professions et de tous les grades se pénétrèrent de l'importance de leurs fonctions. On n'en vit jamais de plus empressés à remplir leurs devoirs, ni de plus indifférents au danger; cela ne pouvait être autrement. Dans ces moments où l'homme se doit à son semblable, le médecin s'identifie avec le malade et ne considère que lui; il voudrait lui passer sa propre vie; il en cherche le moyen dans la science, et lorsque celle-ci est en défaut, il cherche encore et dans la science, et dans les ressources de la nature, et dans le hasard même. Un symptôme favorable, souvent aussi fugitif qu'un rêve heureux, vient-il ranimer ses espérances, il le saisit, il l'observe avec enthousiasme, il sourit à l'espoir d'un succès; mais combien d'illusions détruites par le choléra! L'homme frappé mortellement l'i-

gnore encore lui-même ; de glace au dehors, il
brûle au dedans ; ses facultés intellectuelles sont
entières, il exécute tous les mouvements, quand
déjà son cœur a cessé de battre ; c'est une machine
qui va quelques instants encore lorsque le moteur
a cessé d'agir : ou bien, comme pour se faire un
jeu de la pauvre humanité, après des douleurs et
des crampes déchirantes, le calme le plus profond
survient, mais c'est le calme de la mort qui arrive par degrés. Une sorte de sommeil accompa-
gne les derniers instants de la vie, comme un
voile qui nous cache ce monde pour nous épargner
le regret de le quitter. Le cholérique ne se sent
pas mourir, voilà tout ce qu'il y a de consolant
dans cette affreuse maladie.

Témoins de ces tableaux affligeants et trop souvent répétés, les officiers de santé de l'hôpital militaire de Bone ne se sont point rebutés. Ils ont
fait comme s'ils étaient des militaires commandés
pour tenir ferme devant les batteries de l'ennemi ; quelques-uns y sont restés, d'autres ont
été mis hors de combat ; leur genre de courage,
leur héroïsme ne le cédait pas à celui du soldat.
Sous les yeux de leurs supérieurs ils ont mérité
des récompenses qui ont été demandées; mais
rien, ni décorations, ni grades, n'a été accordé :
c'est la première fois peut-être que le gouvernement s'est montré aussi insensible, aussi indiffé-
rent. J'en ai été affligé, moins pour ce qui me tou-
che personnellement, que parce que de zélés serviteurs qui m'ont secondé de tous leurs moyens,
n'ont point reçu le juste prix dû à leurs travaux.
Puisse cette réclamation arriver à celui qui pouvait la prévenir, et si elle reste sans effet, elle
m'acquittera du moins envers mes dignes colla-

borateurs si injustement délaissés ; je leur aurai
payé mon tribut d'estime et de reconnaissance.

L'épidémie étant terminée à Bone, je quittai
ce pays le 25 novembre pour me rendre à Oran
où s'était réunie l'armée d'expédition contre Mascara. L'ordre que j'avais reçu d'aller y prendre le
service en chef pouvait être interprété dans ce sens,
que celui que l'on surnommait à l'armée le *médecin
des épidémies*, pouvait être plus particulièrement
utile dans un pays où des troupes étant réunies,
on pouvait craindre quelque épidémie, tant pour
l'armée, que pour Son Altesse Royale qui devait
s'y trouver. Je caressai cette idée parce qu'elle
était flatteuse pour moi, et, toujours serviteur dé-
voué, je ne perdis pas de temps, aussitôt que je pus
sortir de Bone, pour me rendre à Oran. Mais lorsque j'eus découvert par les on dit, trop souvent
échos fidèles de la vérité, que j'étais là par suite
d'un secret accord qui avait pour but de me tenir
éloigné de Paris, afin de pouvoir y accomplir des
projets contraires à mes intérêts, et pour servir un
protégé, je changeai d'opinion et me vis, en quelque
sorte, prisonnier à Oran, lieu malheureusement
trop célèbre par la captivité que tant d'Espagnols
y ont subie.

Cette idée pénible, qui commençait à m'attrister,
fut bientôt adoucie par une de ces circonstances heureuses qui déposent en faveur du système de notre
célèbre Azaïs. Mme la maréchale Clauzel était aussi
à Oran pendant que M. le maréchal faisait ses ex-
péditions. La séparation de ces deux êtres si dignes l'un de l'autre, si nécessaires à leur mutuel
bonheur, devait être un sujet de souffrance pour
le plus sensible, pour celui qui ne pouvait avoir
qu'une pensée présente à l'esprit, que des inquié-

tudes à éprouver. Aussi Mme la maréchale fut-elle malade, elle m'honora de sa confiance, et tout en la délivrant de ses maux, je trouvai dans le charme de sa société une utile diversion à mes inquiétudes et à mes déplaisirs.

L'expédition pour Mascara était partie lorsque j'arrivai à Oran. Son retour fut marqué par une épidémie de dysenterie qui fit périr un certain nombre d'hommes, et qui en réduisit beaucoup d'autres à l'impossibilité de faire campagne de quelque temps. Ceci se passa en janvier et février 1836. Pendant ce temps je souffris aussi de la dysenterie et d'un rhumatisme, ce que j'attribuai au climat, aux fatigues et à l'humidité des logements. Enfin le mois de mars, qui dans ce pays est déjà bien chaud, en rappelant la transpiration, changea les dispositions morbides, et la dysenterie de l'armée cessa.

N'ayant plus rien à faire à Oran, et après y avoir recueilli les documents sur le choléra qui y avait régné en 1834, je me rendis à Alger pour y faire le même travail, et pour demander un congé de convalescence à l'effet de rentrer en France, ma santé étant fort altérée.

Mais quel fut mon étonnement lorsque j'y reçus l'ordre qui m'attachait à l'hôpital militaire de Toulon! Je suis encore à m'expliquer le motif de cet ordre, à moins que ce ne soit là une erreur des bureaux, car la justice de M. le ministre ne s'y fait pas connaître. Mais comme Boileau a dit :

« Une chute toujours attire une autre chute, »

de même dans cette occasion, une erreur attira une autre erreur ; car on venait de nommer un médecin ordinaire aux lieu et place d'un médecin prin-

cipal à Paris, et l'on mit un ancien médecin principal aux lieu et place d'un médecin ordinaire à
Toulon.

Certes, lorsque j'étais au milieu des cholériques
de Bone et que je remplissais de mon mieux la
mission honorable que me confiaient les ordres du
ministre du 2 et du 25 septembre, j'étais loin de
penser que cette conduite me vaudrait une dis-
grâce. En outre, étant l'un des plus anciens médecins principaux de l'armée, je me croyais assez
fort de mes trente-trois ans de service, passés,
pour la plupart, dans des fonctions supérieures à
mon grade, de mes dix-sept campagnes, de quelques faits de ma carrière médicale militaire par
lesquels j'ai obtenu, non-seulement une récom-
pense nationale donnée par la loi du 3 avril 1822,
mais encore des médailles et des honneurs que
nul médecin militaire de mon grade ne possède
à l'égal de moi; je me croyais, dis-je, assez fort
de tous ces titres, pour n'avoir pas à craindre une
préférence qui me blesse, encore moins une destination qui m'humilie. Aux titres que je viens
de rappeler, j'ajouterai que je suis l'un des médecins militaires qui ont le plus écrit en médecine,
particulièrement sur les maladies des armées; et
puisqu'on m'a mis dans la pénible position d'énu-
mérer mes droits, je dirai qu'à l'exception de
M. le baron Desgenettes et de M. Broussais, il
n'en est aucun à qui je ne puisse le disputer avec
espoir de succès.

Après ce qui m'arrive, ce serait certainement
bien le cas de dire : *Si le roi le savait.* Mais sans
porter ma plainte si haut, je dirai : *Si le ministre
le savait*, car je crois trop à sa justice pour lui
imputer les passe-droits que l'on m'a faits. Je pour-

rais bien en indiquer la cause et la source dès aujourd'hui; mais je réserve pour un autre moment de faire connaître d'où me viennent tous ces injustes traitements.

Souffrant d'esprit et de corps, je suis rentré en France avec un congé de convalescence. Mais avant de quitter Alger, j'ai adressé à M. l'intendant militaire l'ordre qui m'attachait à l'hôpital de Toulon, en le priant de vouloir bien le renvoyer à M. le ministre de la guerre. Voici ce que ce sage administrateur m'a écrit à cette occasion :

« Alger , le 2 avril 1836.

« Monsieur le médecin principal,

« Je me suis empressé de transmettre à M. le « ministre de la guerre la lettre que vous m'avez « écrite ce jourd'hui , à laquelle était joint l'ordre « qui vous attachait à l'hôpital de Toulon. Je l'a- « vais déjà instruit du congé de convalescence de « trois mois qui vous avait été accordé par M. le « maréchal gouverneur, et je l'ai prévenu que « préalablement vous comptiez en jouir. J'ai en « même temps fait connaître au ministre que j'a- « vais été très particulièrement satisfait des lumiè- « res, du zèle, du dévoûment dont vous avez fait « preuve; de votre excellente conduite pendant « le choléra de Bone; de votre concours éclairé « pour nos malades à Oran ; et que je serais heu- « reux que M. le maréchal ministre voulût bien « vous le témoigner lui-même , ce qui doublerait « le prix de mon suffrage tout en diminuant mes « regrets de vous perdre.

« C'est avec plaisir que je vous donne ici cette
« assurance, et que, vous faisant tous mes remer-
« cîments personnels, je vous renouvelle celle de
« mes sentiments distingués et de mon attache-
« ment.

« L'intendant militaire de l'armée d'Afrique,

« *Signé* : MELCION D'ARC. »

Au suffrage de M. l'intendant en chef, je pourrais joindre celui de M. le général vicomte d'Uzer,
qui, témoin de tout ce que j'avais fait pendant
l'épidémie de Bone, me proposa pour la décoration
de commandant de la Légion-d'Honneur, proposi-
tion que M. l'intendant en chef de l'armée fit également. La demande de cette distinction honori-
fique a été confirmée et renouvelée par M. le maréchal Clauzel, dans sa lettre du 2 mai de cette
année, lettre que j'ai remise moi-même à M. le
ministre de la guerre en audience particulière.
Dans cette entrevue j'ai fait connaître à M. le ministre mes sujets de plainte, et j'attends.
Les honorables suffrages dont je viens de parler,
devenus le prix de mes travaux, auraient suffi à
mon ambition ; je les aurais réservés pour moi-
même, pour ma propre satisfaction, je n'en aurais pas entretenu le public ; mais on a pris à tâche
de m'abaisser, alors j'ai dû prendre mon rang, et
je le soutiendrai d'autant mieux, qu'indépendant
par caractère, par ma position de fortune, et pou-
vant le devenir encore plus en demandant ma retraite, il m'est permis de m'affranchir des consi-
dérations qui condamnent au silence cette classe

de serviteurs si estimable et si malheureuse à laquelle je m'honore d'appartenir et que je ne quitterai qu'à regret.

Après avoir fait l'histoire de ma mission, je dois en exposer les résultats. Pour cela je dirai qu'en écrivant l'histoire du choléra-morbus au nord de l'Afrique, je me suis proposé de faire connaître l'atteinte différente de cette maladie sur des populations différentes, vivant sous le même ciel, mais ayant des mœurs et des habitudes différentes. Ces circonstances ne s'étaient pas encore présentées à l'observation des médecins. Voilà donc, en premier lieu, ce qui m'a déterminé à écrire. En second lieu, j'ai dû appliquer ces connaissances à l'hygiène militaire, ce qui était le but de ma mission. Par conséquent, j'éviterai d'examiner la maladie quant à son origine, sa nature, son caractère et sa thérapeutique, questions insolubles jusqu'à ce jour et dont l'examen me conduirait trop loin. Je ne serai qu'historien ; mais à ce titre, je dirai pour rassurer les esprits effrayés, que le choléra-morbus n'est plus à craindre pour nos possessions au nord de l'Afrique, parce qu'il ne se montre pas deux fois dans le même lieu, et qu'il est probable qu'il a quitté la France entièrement.

HISTOIRE

DU

CHOLÉRA-MORBUS

QUI A RÉGNÉ AU NORD DE L'AFRIQUE

EN 1834 ET 1835.

Le choléra-morbus, sorti en 1817 des bords de l'Indus et du Gange, avait traversé l'Asie en se dirigeant vers l'Europe, et, remontant le Tigre et l'Euphrate, était arrivé sur les bords du Volga en 1828. La Russie fut donc le premier pays d'Europe qu'il visita, puis la Pologne, de là il pénétra en Autriche et ce fut à Vienne même qu'il exerça le plus de ravages ; et, comme si les capitales étaient plus spécialement son domaine, après avoir décimé les populations de Moscou, de Saint-Pétersbourg, de Varsovie et de Vienne, il se porta sur Berlin et Hambourg. Déjà l'on redoutait en France la visite de ce terrible voyageur, on s'attendait à le voir passer le Rhin, lorsque, par un de ces écarts dont il a marqué si souvent sa marche, il parut à Sunderland en 1831 et de là à Londres. Il était facile de prévoir que Paris ne tarderait pas à en souffrir ; c'est ce qui

1.

arriva au commencement du printemps de 1832, et ce fléau se montra successivement dans plusieurs des départements voisins de celui de la Seine, et même plus loin, soit en 1832, soit encore l'année suivante. Mais ensuite il parut s'éloigner de la France ; en 1833 il passa en Espagne et en Portugal, d'où il franchit les mers pour se porter en Afrique et en Amérique. Je ne poursuivrai pas l'examen de sa marche dans les pays divers où on l'a signalé depuis ; je dois me borner à parler de ses ravages dans le nord de l'Afrique occupé par les troupes françaises.

CHOLÉRA-MORBUS DANS LA PROVINCE D'ORAN.

Dès l'année 1833 et le 3 mai, l'éveil fut donné aux autorités d'Oran par M. Sol, sous-intendant civil, et le conseil de santé fut assemblé ce même jour, pour entendre la lecture d'une lettre de cet administrateur, qui annonçait « que les « agents consulaires de France à Gibraltar et à « Cadix avaient informé officiellement M. le « commandant de la division d'Oran, et M. le « sous-intendant, que le choléra était à Lisbonne et dans quelques autres villes des « environs de cette capitale ; que cette même « maladie s'était manifestée à la Havanne, et « qu'à Gibraltar on n'admettait pas les bâti-

« ments venant du Portugal ou de l'île de Cuba.

« Qu'une lettre particulière du 5 avril, éma-
« nant du consul général de France à Cadix,
« l'informait que ce fléau avait été porté à Lis-
« bonne par un navire anglais parti d'Irlande
« avec cent cinquante déportés dont dix étaient
« morts dans la traversée jusqu'à Lisbonne, d'où
« on l'avait fait partir vingt-quatre heures après
« son arrivée; que des pêcheurs qui avaient
« communiqué avec ce bâtiment avaient été,
« deux jours après, atteints du choléra, au nom-
« bre de cinq dont trois avaient succombé, et
« que les nouveaux cas se multipliaient, dans
« la ville et dans les environs, avec une incon-
« cevable rapidité (1). »

En novembre 1833 le même conseil de santé
eut connaissance d'une lettre du consul de France
à Gibraltar, transmise par M. Sol, sous-intendant civil de la province, annonçant que le choléra s'était déclaré à Malaga et sur plusieurs
points de cette partie de l'Espagne.

Il était extrêmement probable que l'espace ma-
ritime qui sépare le pays d'Oran d'avec l'Espagne
ne tarderait pas à être franchi par le choléra. Mais
il fallait auparavant que d'autres villes d'Espa-

---

(1) Tout ceci a été copié du registre des délibérations du
conseil de santé d'Oran.

gne, sur le littoral de la Méditerranée, lui
payassent tribut; et parmi ces villes, Gibraltar
et Carthagène furent à noter principalement.
En effet, par une lettre du 6 août 1834, le consul de France dans la première de ces villes
écrivit à M. le général Desmichels, commandant
à Oran, que Carthagène était en proie au choléra; et le 16 du même mois, le consul de France
à Gibraltar écrivait aussi que cette dernière
ville, qui souffrait du choléra depuis le commencement de juin, en était délivrée ainsi
qu'Algésiras et Saint-Roch.

Tous ces phénomènes précurseurs du choléra
qui menaçait Oran furent suivis d'une affligeante réalité.

Choléra-morbus à Oran.

Du 26 au 28 septembre 1834, un homme et
une femme qui cohabitait avec lui moururent à
l'hôpital militaire d'Oran, où ils étaient entrés
le 26. Cet homme, employé à la boucherie de
l'armée, était le boucher du fort de Mers-el-Kebir
où il demeurait. Aussitôt qu'il fut malade on le
porta à l'hôpital d'Oran, ainsi que la femme avec
laquelle il vivait, et attendu que c'était là les
premiers cas de choléra, on eut des doutes sur
la nature cholérique de la maladie qui fit périr
ces deux individus; mais la suite prouva qu'on
s'était fait illusion.

Cependant, le 29, quatre des condamnés détenus au fort de Mers-el-Kebir entrèrent à l'hôpital de ce fort (1). L'un d'eux mourut le même jour et les deux autres le lendemain. Deux de ces hommes morts n'avaient été malades que seize heures et l'autre vingt. Les accidents cholériques avaient été trop manifestes pour qu'on pût douter de la présence du choléra à Mers-el-Kebir. Cependant la maladie semblait se borner à ce dernier lieu, rien encore ne s'était manifesté à Oran, et, le 4 octobre, Mers-el-Kebir ne comptait que 18 personnes atteintes dont 4 seulement avaient succombé. Parmi les malades était M. Christiani, chirurgien sous-aide, et parmi les morts M. Marc, pharmacien.

Jusqu'au 5 octobre il n'y avait eu aucun cas

---

(1) Pour l'intelligence de ce qui sera rapporté ultérieurement, il convient de dire que Mers-el-Kebir est un fort très-étendu, construit par les Espagnols sur un rocher qui s'avance dans la mer. Il est à deux lieues à l'ouest d'Oran, et défend la rade où se rendent les bâtiments destinés pour Oran. Quatre ou cinq maisons composant le quartier dit *de la Marine* sont au bas. En 1834, ce fort avait quatre cents hommes environ de garnison et trois cents condamnés anciens militaires. Il peut être considéré, quant à l'invasion du choléra à Oran, comme le poste avancé de cette place, poste dans lequel ce cruel ennemi s'était établi déjà, avant d'envahir le reste de la province.

de choléra à Oran, et l'on était si persuadé que
cette ville en serait exempte, que la commission
sanitaire ne balança pas à donner patente nette
aux bâtiments qui en partiraient, aussi bien que
de Mers-el-Kebir; c'est ce que prouve l'extrait de
la délibération qui suit.

Le 1ᵉʳ octobre 1834, la commission s'étant
réunie chez M. le général Desmichels, commandant supérieur, décida que les patentes à déli-
vrer aux bâtiments de l'état et autres, partant
d'Oran ou de Mers-el-Kebir, porteraient jusqu'à
nouvel ordre :

« Quelques cas de choléra sporadique cons-
« tatés dans l'atelier des condamnés exclusive-
« ment, à la suite desquels quatre ont succombé
« au fort de Mers-el-Kebir, près d'Oran, sont at-
« tribués à la prédisposition des individus frap-
« pés et à l'insalubrité des lieux. Ces cas, qu'on
« a eu occasion d'observer pendant les grandes
« chaleurs dans les hôpitaux d'Alger et même
« d'Oran les années précédentes, paraissent ne
« devoir motiver aucune mesure prohibitive, la
« santé de la garnison et de la population de
« Mers-el-Kebir et d'Oran étant d'ailleurs très-
« satisfaisante. »

Cependant, le 5 octobre, on dut raisonner autrement. Ce même jour on compta 9 militaires cholériques à l'hôpital d'Oran. A partir

de ce jour jusqu'au 19, le nombre des malades et des morts alla toujours croissant tant à Mers-el-Kebir qu'à Oran, et, depuis le 19 aussi, le mal diminua en suivant à peu près la même progression que dans sa croissance. Mers-el-Kebir n'eut plus de nouveaux malades après le 7 novembre, ni Oran après le 14. La durée du choléra dans l'un et l'autre lieu fut précisément la même, car il commença à Mers-el-Kebir le 28 septembre, et finit le 7 novembre; total quarante jours; de même aussi il ne commença à Oran que le 5 octobre et finit le 14 novembre, ce qui forme une durée de quarante jours égale à celle que j'ai trouvée pour Mers-el-Kebir. Telle est, en effet, la période la plus ordinaire du choléra dans tous les pays où il a marqué son passage d'une manière cruelle.

Le total de ses ravages, tant à Mers-el-Kebir qu'à Oran, a été de 724 malades, dont 481 morts.

Ce total se divise de la manière suivante et donne les proportions que l'on va connaître.

La garnison d'Oran était de 4,000 hommes environ. Elle a eu 410 malades, dont 250 sont morts. Perte, 17 16e.

La ville avait environ 3,000 indigènes et 1,477 Européens, total 4,477. Elle a eu 194 malades, dont 171 morts. Perte, 17 26e.

A Mers-el-Kebir, la garnison était de 400 hommes environ, et il y avait en outre 300 condamnés ; total, 700 qui ont fourni 120 malades, dont
60 sont morts. Perte, 1/11ᵉ.

Il est à noter que la garnison a perdu beaucoup plus que les habitants, et Mers-el-Kebir
beaucoup plus qu'Oran. J'aurai occasion de faire
remarquer par la suite qu'il en fut autrement à
Bone, et j'en déduirai des conséquences que je
crois propres à guider pour les mesures hygiéniques à prendre contre le choléra.

En parlant de la durée du choléra de Mers-
el-Kebir et d'Oran, j'ai dit que la maladie avait
commencé vers les derniers jours de septembre
et qu'elle avait fini le 14 novembre. Pour com-
pléter l'histoire de cette maladie dans Oran, je
dois ajouter qu'elle y reparut le 4 janvier 1835,
et qu'elle ne dura alors que seize jours, pendant
lesquels il y eut 27 malades dont 16 succombè-
rent. Ces malades et ces morts doivent être
ajoutés au chiffre qui a été donné déjà ; et dans
cette circonstance encore, la garnison perdit plus
que la ville, car elle eut 23 malades dont 12
moururent, et la ville 4 malades dont aucun ne
survécut. Mers-el-Kebir fut épargné par cette
recrudescence.

Dans cette épidémie de choléra, on eut à dé-
plorer la perte de M. le général Fitz-James,

maréchal-de-camp ; de M. Dalmas, chef d'esca-
dron au corps royal d'état-major ; de madame la
comtesse Wolinska, tante de madame Desmichels, ainsi qu'un frère de celle-ci. MM. Desmichels, chirurgien-major du 1er bataillon de
chasseurs d'Afrique ; Galéani, directeur de l'hôpital militaire ; Dantan, capitaine des vétérans à
Mers-el-Kebir ; et Dverton Elisson, capitaine
d'un brick anglais, périrent également. Le corps
des officiers perdit proportionnellement plus de
monde que le reste de la garnison, car celle-ci
n'eut de morts que le 16°, et les officiers le 7°.

Dans la recrudescence, M. Dhénin, lieutenant
au 1er bataillon de chasseurs d'Afrique, mourut
après avoir abusé, dit-on, des boissons alcooliques, et conservant l'humeur fort enjouée, car,
à son heure dernière, il demanda des musiciens
pour s'en aller , disait-il, plus gaîment dans
l'autre monde.

Les localités fournirent quelques observations
à noter. Ainsi, la vieille Casauba et le Château-
Neuf furent deux endroits où, toute proportion
gardée, il y eut plus de morts que partout
ailleurs. Le bataillon du 66° régiment, qui était
à la vieille Casauba , située au sud-ouest de la
ville, perdit plus de monde qu'un autre bataillon du même régiment qui était réparti dans
plusieurs petites casernes dans la partie sud-est.

Il peut se faire que la position de la vieille Casauba, aujourd'hui rebâtie à neuf, ait eu quelque part à cette mortalité ; mais ce qui a pu y
concourir aussi a été la fraîcheur des nuits, car
les soldats étaient couchés dans des appartements dépourvus de fermeture aux croisées. Il
faut aussi faire la part de l'agglomération des
hommes dans un même local.

Quant au château qui domine la ville et qui
est fort élevé au-dessus du niveau de la mer, il
est construit sur un mamelon, et, dans sa vaste
étendue, il est divisé en trois plans surétagés,
pourvus de vastes cours, de jardins et de grands
bâtiments. Il est à remarquer que la partie la
plus élevée fut celle où l'on perdit plus de monde. C'est là qu'habitait M. le général Desmichels
avec sa famille, dont j'ai fait connaître les pertes
et auxquelles je pourrais ajouter celle de la
femme de chambre de madame Desmichels et
de plusieurs autres personnes. Ce fut encore
dans ce fort que mourut le général Fitz-James.

Quelques navires mouillés à Mers-el-Kebir eurent des cholériques à bord. On cite également
la corvette *la Durance* et le brick anglais *le
George and Ellen.*

Enfin, on remarqua généralement que, parmi les juifs, les femmes moururent en plus
grand nombre que les hommes, que les Maures

perdirent moins que les juifs, et que les nègres ne furent pas plus épargnés que les Maures.

Choléra-morbus à Mostaganem.

Pendant que le choléra-morbus était dans toute sa force à Oran, il commençait à Mostaganem et à Matmore, deux villes qui n'en forment qu'une à raison de leur voisinage, n'étant séparées que par un ravin. Elles sont distantes d'Oran à vingt-cinq lieues, au nord-est de cette dernière ville, à l'ouest d'Alger et au bord de la mer.

Le 19 octobre, M. le colonel Conrad, commandant supérieur, informé que deux cas de choléra y avaient été observés, désigna plusieurs personnes pour former une commission sanitaire qui se réunit sous sa présidence.

L'attention de cette commission se porta d'abord sur les premiers cholériques, trois militaires qui habitaient la même maison. Les renseignements que l'on prit sur l'insalubrité de cette maison firent connaître seulement qu'elle était voisine d'un puisard très-fétide où se rendaient des eaux grasses, et l'on supposa que le choléra pouvait venir de là; mais il ne paraît pas qu'on ait tenu à cette idée par la suite. Cependant, trois invasions de choléra dans la même habitation et dans l'espace de deux jours sont un document qu'il importe de noter.

Les effets du choléra à Mostaganem, à partir du 19 octobre jusqu'à sa terminaison le 21 novembre, ont été 48 malades dont 32 sont morts, ce qui, sur une population de 1,800 indigènes ou étrangers et 800 hommes de garnison, donne la proportion de 1/81. Il n'a pas été possible de savoir exactement ce que la garnison a perdu; mais, d'après des données que je crois exactes, je puis dire que, quoique moins nombreuse que les habitants, elle a perdu tout autant. Là encore comme à Oran il est mort beaucoup plus de femmes que d'hommes; la proportion est, dit-on, des quatre cinquièmes.

Choléra-morbus dans les tribus et à Mascara.

La rapidité avec laquelle le choléra a marché dans la province d'Oran est digne de remarque. Arrivé à Mers-el-Kebir, à la fin de septembre, il était à Mostaganem le 19 octobre, après avoir dédaigné sans doute de s'arrêter dans le misérable port d'Arzeu, qui est entre Oran et Mostaganem; mais il n'épargna pas les tribus voisines. Telles furent celle des Bénihammer au sud d'Oran, celle des Achems, celles encore de Scharfas et de Medjaers, près de Mostaganem

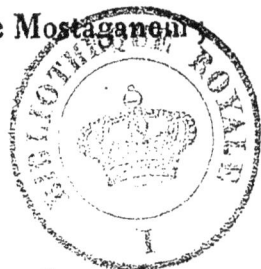

enfin, comme si la nature n'avait pas de bar-
rière à lui opposer, après avoir franchi l'Atlas,
il se montra à Mascara, où dès les premiers jours
d'octobre jusqu'au 31 du même mois, sur une
population de 10,000 habitants, il en fit périr
1,457, c'est-à-dire plus du septième. Sa marche
n'y fut pas plus rapide que de coutume, car
ayant commencé avec le mois d'octobre, il faisait compter 162 morts le 18, 143 le 19, et 151
le 20; après cela il alla toujours en décroissant,
et le 31 le nombre des morts n'était que de 7.
La période de vingt jours de croissance et d'un
pareil nombre de décroissance est à noter ici
comme elle l'a été pour Mers-el-Kebir et Oran.
Je ferai remarquer aussi qu'il parut dans cette
dernière ville en même temps qu'à Mascara,
quoiqu'il y ait près de trente lieues entre ces
deux villes dans la direction de la mer au désert,
et qu'il n'y eût entre elles aucune communication.

J'ai eu d'autant plus raison de considérer le
choléra des tribus et de Mascara comme étant
de la même provenance que celui d'Oran, que
le royaume de Maroc, qui est à l'ouest, n'en
souffrit que l'année suivante, c'est-à-dire en
1835.

CHOLÉRA-MORBUS VOYAGEANT PARALLÈLEMENT SUR
L'UN ET L'AUTRE BORD DE LA MÉDITERRANÉE.

Le choléra avait pris pied en Afrique en 1834,
et en 1835 il avait fait voir par sa recrudescence
qu'il n'avait pas abandonné le sol africain ; mais
il est à considérer que, parti de Lisbonne en
1833 et suivant le littoral de l'Océan, il se dirigea vers la Méditerranée l'année suivante ; que,
passant le détroit, il arriva à Malaga cette même
année ; qu'il régnait à Gibraltar et à Carthagène
en 1834 en même temps qu'il se portait en Afrique, et qu'en 1835 il a marché sur l'une et
l'autre rive de la Méditerranée d'une manière
régulière, suivant deux lignes parallèles. Ainsi,
en 1834 on le vit à Gibraltar, à Carthagène et à
Oran ; en 1835 il était à Roses en Catalogne, à
Agde dans le Languedoc et dans la Provence,
lorsqu'il arrivait à Alger et dans ses environs ;
et plus tard, après avoir décimé les populations
de Toulon et de Marseille, il s'est avancé à plus
de soixante lieues sur le littoral de l'Italie ; de
même encore, après avoir assouvi sa fureur sur
Alger, il s'est porté à soixante lieues vers l'est,
à Bone, où il est arrivé dès les premiers jours
d'octobre ; et tant en Europe qu'en Afrique, il
s'est éloigné du littoral pour s'étendre à l'intérieur des terres à une distance de trente lieues,

toujours en suivant les mêmes parallèles. Ainsi, en 1834 il était à Oran et à Mascara ; en 1835, à Alger, à Méliana ainsi qu'à Médéah, et plus tard à Bone et à Constantine. En observant ses progrès en Europe et en France principalement, je trouve qu'il était à Agde et dans ses environs au commencement de 1835, et que de là il s'est porté à travers les gorges des montagnes jusque dans le département du Tarn, à Castres, ma ville natale. Je trouve encore qu'il ravageait Toulon, Avignon et Beaucaire en même temps ; enfin, de Gênes et du littoral de l'Italie, il s'est interné jusqu'à Milan où il n'a causé que quelques atteintes.

Une autre remarque à faire, c'est qu'en suivant sa marche parallèle sur l'un et l'autre bord de la Méditerranée, il a paru en Europe avant d'être au point correspondant en Afrique. Ainsi on le vit à Gibraltar et à Carthagène en juillet et août 1834, et dans la province d'Oran en septembre et octobre de la même année ; il avait été à Roses et à Agde en juin 1835, et était dans toute sa force à Toulon en juillet ; mais il ne parut à Alger que dans le mois d'août ; enfin il passa plus tard en Italie, et plus tard aussi il était dans la province de Bone. On pourrait presque en inférer que l'Afrique l'a reçu de l'Europe, et qu'il allait par une sorte d'alluvion du nord

au sud. Telle est en effet la direction la plus gé-
nérale qu'il a suivie en Europe. La Russie, la
Pologne, l'Allemagne et l'Angleterre l'eurent
avant la France, et celle-ci avant l'Espagne.
Enfin il quitte l'Europe après avoir décrit un
cercle autour de ce continent, car il est entré
par l'est, s'est dirigé vers le nord, a gagné ensuite vers l'ouest, et il se retire par le sud. Je
suis porté à croire que le littoral de la mer a été
une des conditions nécessaires pour cette péré-
grination.

En considérant la marche du choléra en 1834
et 1835, on peut prévoir qu'en 1836 il sera à
Tunis et à Tripoli d'une part, et de l'autre en
Italie, en Sicile et à Malte, menaçant ainsi la
Grèce, l'Asie mineure et Constantinople, d'où
il reprendrait le chemin de l'Asie, car il n'aurait
plus rien à faire sur les bords de la Méditerranée,
l'Égypte lui ayant déjà payé son tribut (1).

La marche successive du choléra sur la côte
nord de l'Afrique m'impose l'obligation de parler de son séjour à Alger; ensuite je rendrai
compte de celui de Bone dont j'ai été témoin.

---

(1) J'écrivais ces lignes à Oran, en janvier. Lorsque j'ai
été à Alger, à la fin de mars, j'ai appris que le choléra s'était
montré dans les environs de Tunis; il est aussi en Italie. Il
est donc malheureusement vrai que ma prédiction s'accomplit.

CHOLÉRA-MORBUS DANS LA PROVINCE D'ALGER.

Dans l'esquisse géographique du choléra dont je viens de donner connaissance, j'ai montré qu'en Europe cette maladie avait précédé d'un mois son apparition au point correspondant du nord de l'Afrique. Il en a été ainsi, en effet, de celui d'Alger, sans pourtant qu'on puisse le considérer comme une succession de celui de Toulon, car il était dans les tribus à l'est et à l'ouest d'Alger, près d'un mois avant de se montrer dans cette ville ; aussi ai-je trouvé là la preuve que le choléra, qui est entré en Afrique par Mers-el-Kebir et Oran, y poursuit sa marche dans tout le pays compris entre la mer et le désert, en suivant la direction de l'ouest à l'est ; c'est pourquoi il n'y aurait rien d'étonnant que, des tribus, il fût arrivé à Alger aussi bien que d'Europe. Voici comment il y débuta.

Choléra-morbus à Alger.

Dès les premiers jours de juillet 1835, la commission de santé d'Alger fut informée que le choléra régnait à Toulon, et pour se conformer aux lois sanitaires, elle considéra comme suspectes toutes les provenances de ce pays. Un lazaret fut établi au fort Bab-Azoun hors de la ville, et

2.

la quarantaine fixée à sept jours. Pendant ce mois un nombre assez considérable de passagers y arriva par les bateaux à vapeur ou par des bâtiments marchands, et quelques bâtiments de l'état qui avaient des cholériques à bord, *le Triton* principalement, furent éloignés du port et mis en rade pour éviter toute communication.

La ville d'Alger était donc menacée du choléra par terre et par mer. Il y en avait dans les tribus qui l'environnent, il y en avait aussi sur quelques bâtiments mouillés dans sa rade. Cependant la première victime qu'il y fit n'appartenait ni à la population ni aux tribus. Ce fut un soldat qui, traîné de prison en prison, venait de France pour entrer dans les chasseurs à pied des bataillons d'Afrique. Cet homme, apporté par le bateau à vapeur *la Chimère*, fut déposé au lazaret avec les autres voyageurs, et le 2 août, sixième jour de sa quarantaine, il fut pris du choléra dont il mourut dans la nuit du 3 au 4. On a bien dit qu'il y avait eu d'autres atteintes de choléra auparavant ; mais ces cas, qui ne furent pas mortels, furent contestés, et l'on s'accorda à dire que le premier avait été le soldat mort au lazaret.

Trois jours se passèrent sans que l'on vît de nouvelle apparence de choléra ; mais le 7 deux soldats en furent violemment atteints à l'hôpital

militaire du Dey, qui est à un quart de lieue de
la ville, à l'extrémité opposée à celle où était le
lazaret ou fort Bab-Azoun.

Le 8, il y eut d'autres atteintes en ville, principalement dans la partie basse et celle qui ren-
ferme un grand nombre de juifs.

Le 9, trois condamnés aux travaux publics en
furent frappés. Ils habitaient le Fort-Neuf, à la
porte Bab-Alouet.

Le 10, dès le matin, on eut connaissance de
nouveaux cholériques dans la population et parmi les condamnés dont l'habitation, au Fort-
Neuf, était humide et malsaine. Les condamnés
furent transférés à Kouba dans la campagne, où
sur 600 il en mourut 32 dans tout le cours de
l'épidémie. M. Leroi, chirurgien aide-major
chargé de cette ambulance, en mourut aussi.

Le 11, toutes les classes de la population,
Maures, juifs, Européens, comptaient plusieurs
malades, et la maladie était si promptement
mortelle, que de l'invasion à la mort il n'y
avait assez souvent que quelques heures.

Le 12, on reconnut que la caserne des Lions,
rue Bab-Azoun, avait perdu beaucoup d'hommes
en très-peu de temps, ce qui effraya, et on l'é-
vacua. Mais déjà les juifs étaient attaqués en
très-grand nombre, et toujours dans la partie
basse de la ville. De ce jour date l'établissement

des bureaux de secours; mais les Maures, qui s'accommodent peu de nos coutumes, les délaissaient et les juifs en faisaient autant.

Le 13, point de changement notable. La maladie cause de nouvelles pertes, principalement parmi les hommes qui abusent des boissons spiritueuses.

Le 14, même état. La peur se répand ; on voit que le fléau va toujours croissant, et beaucoup de personnes quittent la ville. Les Maures et les juifs riches vont à la campagne, et les Européens qui peuvent s'embarquer, vont en France ou en Italie. La population est réduite à vingt-quatre mille âmes, dont la moitié maure et l'autre moitié est mi-partie entre les juifs et les Européens. Aux efforts de l'administration pour atténuer les effets du fléau, les indigènes opposent une force d'inertie incroyable, tant leurs usages et leurs idées religieuses les tiennent éloignés des nôtres ; les juifs aussi refusent d'enterrer leurs co-religionnaires le samedi. Pour les y contraindre, on les menace de mettre leurs morts dans la fosse commune, après les avoir enlevés de vive force de chez eux. Il est arrivé plusieurs fois que les cadavres sont restés deux jours dans leurs maisons, ou mieux dans leurs gîtes étroits, en compagnie avec la famille entière. Pour ne pas déroger à leurs coutumes, les Maures et les juifs refusent aussi de laisser répandre de la chaux vive sur leurs morts, qu'ils mettent dans des fosses de trois pieds de profondeur au plus. On soupçonne même que pour se soustraire aux mesures hygiéniques, les indigènes enterrent dans leurs maisons. Des visites domiciliaires sont faites, au grand déplaisir des Maures; on ne découvre aucune sépulture, mais on reste persuadé que cela a eu lieu. Tous les hôpitaux militaires sont encombrés; on a dû y recevoir les Européens étrangers à l'armée, car il n'y a pas d'hôpital civil.

Le 15, la mortalité est effrayante, et soit le grand nombre des morts, soit la terreur qui a frappé tous les esprits, on ne trouve plus de bras pour emporter les cadavres, les rues étroites ne permettant pas d'autres moyens de transport. On manque même de fossoyeurs. Ainsi, au plus fort de l'épidémie, les cadavres séjournent dans les habitations, et l'observation du sabat se joint aux difficultés déjà existantes pour augmenter cette accumulation.

Le 16, la mortalité parmi les juifs était plus forte que dans les autres parties de la population, et comme il est difficile de leur faire entendre qu'on ne doit pas se tenir groupés dans des logements étroits, privés d'air et de lumière, M. le maréchal gouverneur prend le parti de les

faire camper au Boudjareah, mont situé à l'ouest
de la ville; ce qui est exécuté le lendemain même. Un autre embarras naquit du manque d'infirmiers. Ceux des hôpitaux étant malades, on
ne trouva personne pour les remplacer, et l'administration, embarrassée pour les sépultures ,
eut encore à pourvoir au service des malades.
Pour cela on eut recours aux compagnies de
discipline.

Le 17, il n'y avait aucune apparence de dimi-
nution du fléau, et l'on pressa les juifs de se
rendre au camp.

Le 18, la mortalité est encore plus forte que
les autres jours. On assure que ce jour-là les
juifs eurent plus de 100 morts. De toutes parts
aussi on est informé que le choléra fait les plus
grands ravages : à Bélida, ville de 4,000 âmes ,
la mortalité y est effrayante.

Le 19, la désolation était dans tous les esprits ;
les boutiques fermées annonçaient que l'on ne
s'occupait plus des intérêts matériels. Il fallut
céder aux conseils, aux exigences de la masse, et
sans croire à l'efficacité des moyens, on chercha
à repousser au loin dans l'atmosphère l'élément
cholérigène que l'on supposait disséminé dans
l'air et planant sur toutes les têtes. Pour cela on fit
tirer le canon à plusieurs reprises, et on alluma
de grands feux de bois résineux sur les places

publiques, dans les rues et sur les terrasses.

Cependant, le 20, les cas nouveaux furent moins nombreux et moins intenses; la mortalité frappait sur les malades déjà en traitement.

Le 21, quelques cas de choléra se sont montrés au campement des juifs qui y sont au nombre de 500 environ sous la tente. Si je suis bien informé, on n'y a compté que 15 malades dont 4 morts, depuis l'établissement jusqu'à la fin de l'épidémie. La chaleur est excessive, le vent du désert règne. A Mustapha-Pacha, où est un camp militaire, la maladie s'y est déclarée depuis trois jours.

Enfin, à partir du 22, le choléra d'Alger a été décroissant tous les jours, quoique la mortalité ait été assez grande encore ; mais chaque jour était un pas de plus vers le terme de la maladie, idée bien consolante que l'on caresse avec autant de délice que si l'on se promettait une grande fortune.

La seconde période a été un peu plus longue que la première. Celle-ci, que j'appelle de croissance, a commencé le 2 août et a fini le 23. La seconde, ou celle de décroissance, a commencé le 24 août et fini le 20 septembre. Je compte donc vingt jours pour la première et vingt-huit pour la seconde, ce qui a été observé dans toutes

les épidémies qui ont frappé des villes assez considérables.

Il n'y avait plus de choléra dans Alger lorsque
j'y arrivai le 7 octobre. Mais, dès les premiers
jours de novembre, il y eut une petite recrudescence. Elle atteignit quelques personnes dans
la population, mais elle se fit mieux sentir dans
les hôpitaux militaires, et particulièrement parmi
des malades nouvellement venus de Bougie par
évacuation. Ces hommes, affaiblis d'ailleurs par
des maladies antérieures, étaient dans les mêmes
circonstances que les habitants de Toulon qui
rentrèrent au déclin de l'épidémie. Ils n'avaient
pas subi l'épreuve de la maladie, et se trouvant
placés sous un ciel cholérique, ils payèrent tribut comme ils l'auraient fait s'ils s'étaient trouvés à Alger pendant le choléra.

Il résulte des états tenus par l'administration
civile, que, dans la première période, il y eut
dans toute la population 895 cas de choléra,
dont 542 furent mortels, et dans la seconde 672
atteintes, dont 506 morts; total des décès, 1,048.
A ce chiffre il faut ajouter 172 civils morts à
l'hôpital militaire, ce qui fait un total de 1,220.
Ce nombre de décès calculé d'après la population, qui était de 24,000 âmes, on trouve que
celle-ci a perdu le dix-neuvième.

D'après les états déposés à l'intendance militaire, l'effectif de l'armée dans Alger et dans les camps était, au 1er août, de 11,804 hommes. En outre, le mouvement général des hôpitaux fait connaître qu'il y a eu 1,201 cholériques, dont 639 sont morts, ce qui donne la proportion d'un dix-huitième.

Je pense que les mouvements d'après lesquels les calculs qui précèdent ont été faits, tant pour la population que pour l'armée, ne sont pas d'une exactitude très-grande. Mais voilà toute e que j'ai pu trouver qui approchât le plus de la vérité.

Parmi les victimes de ce choléra, on compte principalement M. le colonel Ricard, commandant la place d'Alger, et M. Perroud, sous-intendant militaire. Mais les officiers de santé surtout ont perdu beaucoup. Parmi eux on distingue M. Juving, pharmacien principal de l'armée, et M. Marie, pharmacien major. MM. Leroy, Debourges, Cresté, Gerardin, Semidei, Susini et Vialet, chirurgiens; Elkerbout, Brossut et Hubert, pharmaciens, ont aussi payé le fatal tribut, et plus de douze médecins, chirurgiens ou pharmaciens de tout grade ont été aux portes du tombeau. Moins malheureux, un plus grand nombre d'officiers de santé ont redoublé de courage pour remplacer au champ d'honneur ceux de leurs collègues qui y étaient restés morts ou blessés. A leur tête se montraient MM. Stéphanopoli et Guyon, officiers de santé principaux de l'armée. Hélas! à quoi leur a servi tant de dévoûment et de zèle? Les récompenses ont été si rares qu'elles ont été comme inaperçues; tandis qu'on a été jusqu'à flétrir du reproche de lâcheté quelques-uns de ces honorables confrères, dont le courage et les talents, éprouvés dans mille autres circonstances, ne se sont pas démentis un instant dans celle-ci.

Du choléra-morbus dans les environs d'Alger, dans les camps et dans les tribus.

Les communes et les tribus qui environnent Alger ont été plus ou moins atteintes par le choléra : quelques-unes en ont été ravagées, d'autres entièrement exemptes. Ainsi la commune de Birmandrès, qui est à deux lieues au sud d'Alger et où l'on compte plus de 1,000 âmes, n'eut pas un seul cas de choléra, tandis qu'à Mustapha-Pacha, qui est dans la même direction entre Birmandrès et Alger, il y eut beaucoup de malades. Mais en se portant plus avant et en se rapprochant de l'Atlas, on a rencontré le choléra fort au loin. La ville de Bélida, à douze lieues sud-ouest d'Alger, Méliana et Médeah, à plus de trente au sud-ouest, ont perdu une grande partie de leurs habitants, et le choléra y était déjà bien établi, lorsqu'il n'avait pas encore paru à Alger.

Quatre camps étaient à une distance plus ou moins grande de cette capitale. Les plus éloignés et les plus considérables étaient ceux de Douéra et de Boufarick, à six ou sept lieues de la ville. Ces camps contenaient la moitié des troupes dont j'ai donné l'effectif, et cette moitié a moins souffert du choléra que celle qui était dans les casernes d'Alger. Il n'est pas possible de donner le chiffre exact de la mortalité, mais je ne crains pas de faire erreur, en disant que les troupes de la garnison ont perdu deux fois plus de monde que celles qui étaient campées. Cette différence est due à la ventilation facile et à la pureté de l'air qui régnait dans les camps, non moins qu'à leur éloignement du foyer principal du choléra. Disons aussi que le choléra fit d'autant plus de ravages parmi les militaires à Alger, qu'à l'époque de son apparition on comptait beaucoup de malades dans les hôpitaux, malades débilités par d'anciennes maladies et contre lesquels le choléra sévissait plus particulièrement.

J'ai fait remarquer en traitant du choléra d'Oran, et il en sera de même lorsque j'écrirai sur celui de Bône, que le premier individu atteint avait été un homme qui habitait non loin de la mer. Il en avait été ainsi à Toulon, et cette remarque est à faire encore par rapport à Alger. En outre, ici, comme à Toulon, à Oran et à Bone, les seconds coups du choléra ont porté sur des hommes malades dans les hôpitaux ou sur des prisonniers et des condamnés, c'est-à-dire dans des lieux où il y avait une réunion d'hommes trop grande pour que l'air y jouît de toute la pureté nécessaire. Je ne dois pas omettre de consigner ici que, sur plus de mille passagers, venant de Marseille ou de Toulon, qui entrèrent au lazaret d'Alger pendant le mois qui précéda l'épidémie, il n'y eut d'autre cas de choléra que le soldat qui succomba dans la nuit du 3 au 4. Il y avait à cette époque plus de cent quarantenaires au lazaret. Cette remarque tend à prouver que l'exportation par les individus n'est pas le moyen d'extension de cette maladie.

Pendant l'épidémie d'Alger, les juifs ont perdu proportionnellement plus que les autres parties de la population, parce qu'ils occupent le bas de la ville, les rues les plus étroites ; qu'ils sont entassés dans leurs habitations d'ailleurs petites, sales, et mal aérées. Aussi la mesure que l'on prit de les faire camper fut-elle sage, et quoiqu'elle ait coïncidé avec l'époque où l'épidémie allait perdre de sa force, il est juste de dire qu'elle a préservé de la mort un bon nombre de ceux qui se rendirent au camp.

La préférence que cette maladie affecte pour les personnes qui abusent des boissons spiritueuses et qui font d'autres excès, a été constatée à Alger, comme elle l'avait été dans d'autres lieux sous le règne du choléra.

La garnison d'Alger était de cinq mille hommes environ, répartis dans divers quartiers. Mais, entre autres casernes, celle de la Casauba fournit proportionnellement moins de cholériques que les autres : sa position à la partie la plus élevée d'Alger en donne assez la raison. Celle dite des Lions, au contraire, située dans la partie basse, rue Bab-Azoun, fut jugée tellement mauvaise et funeste, qu'on fut obligé de l'évacuer.

Une mesure qui parle en faveur de l'éloignement des lieux qui, à raison de leur insalubrité, aident à l'action du choléra, fut non-seulement le campement des juifs et l'évacuation de la caserne des Lions, mais encore l'abandon du Fort-Neuf par les condamnés. C'est de là que les premiers cholériques étaient sortis, et l'on y aurait perdu beaucoup de monde, sans le parti que l'on prit de transférer les condamnés à Kouba où ils n'eurent plus que quelques malades.

DU CHOLÉRA-MORBUS DANS LA PROVINCE DE BONE.

Dans cette partie de l'Afrique le choléra a commencé par les tribus ; il était même à Constantine quinze jours avant de se montrer à Bone. Cependant je crois devoir m'occuper d'abord de celui qui régna dans cette dernière ville, parce que je puis en donner une relation détaillée, ayant été acteur dans cette affligeante scène, tandis que je n'ai pu connaître que les résultats du choléra dans le reste de la province.

Du choléra-morbus à Bone.

Le choléra-morbus avait à peine cessé ses ravages à Alger, lorsque j'y arrivai le 7 octobre, car, la veille, on avait enterré sa dernière victime, M. Juving, pharmacien en chef de l'armée.

A la première visite que je fis à M. le maréchal gouverneur et à M. l'intendant militaire, j'appris qu'il avait paru à Bone. Un seul cas, il est vrai, y avait été observé, on le tenait même pour douteux, ce qui arrive presque toujours au début de cette maladie. Cependant M. le

gouverneur et M. l'intendant militaire ayant
jugé que ma présence pouvait être plus utile à
Bone qu'à Alger, je reçus l'ordre dont j'ai donné
connaissance à l'avant-propos et qui porte la
date du 9 octobre 1835.

Par conséquent deux jours après mon arrivée
à Alger, je dus en partir pour aller me mettre
en présence du choléra ; et *la Salamandre* , bateau à vapeur qui eut plus tard un funeste sort,
partant le 10, je m'y embarquai pour Bone où
je fus rendu le 12.

Dès mon arrivée j'appris, en effet, que le
1er octobre un sergent du 59e régiment de ligne
était mort du choléra à l'hôpital militaire. Cet
homme n'habitait pas la ville , mais bien une
caserne dite des Caroubiers , distante de Bone
d'une lieue, non loin du bord de la mer, et dans
une position très-saine. Après cette première apparition, la maladie resta inaperçue jusqu'au 10 ;
mais ce jour , un soldat du train des équipages,
qui était à l'hôpital depuis le 3 du même mois pour
une ophtalmie , en fut pris et mourut le même
jour. Le 11 quatre cas nouveaux, et parmi eux
deux des malades de l'hôpital , levèrent tous les
doutes sur l'existence du choléra à Bone. Depuis
lors, jusqu'à la fin du mois , ses ravages allèrent
toujours croissant, et le 31 seulement fut le jour
où ils commencèrent à diminuer , de même que

le 21 novembre fut celui qui nous fournit la dernière invasion et le dernier cas de mort.

Il est à propos de dire qu'après les premiers cas de choléra, on s'attendait à voir la maladie croître rapidement chaque jour. Cependant du 10 au 20 elle fit peu de progrès, et alors on se montra disposé à croire qu'elle aurait peu d'intensité. Je ne partageais pas cette opinion, considérant que pendant ce temps il régnait des vents impétueux et des pluies abondantes qui atténuaient l'action des agents cholérigènes supposés disséminés dans l'atmosphère. Mais lorsque les jours furent plus sereins, le choléra se montra avec une force nouvelle, et du 20 au 30 le tableau qu'il déroula à nos yeux fut des plus affligeants.

Dans la période totale de ce choléra, c'est-à-dire du 1er octobre au 21 novembre, il fut traité à l'hôpital militaire 206 malades, tant de la garnison que des Européens de l'un et de l'autre sexe qui furent reçus à l'hôpital, la ville n'ayant pas encore un établissement de ce genre. Ce nombre de malades a fourni 143 morts ; les uns et les autres doivent être répartis comme il sera dit plus loin.

Je dois faire observer que le choléra régnait dans les tribus qui environnent Bone, et que s'il était vrai que la maladie se propageât par

les relations entre les individus, elle aurait dû
se montrer dans la population maure et israélite
qui avait des rapports journaliers avec les hommes des tribus, plutôt que parmi les militaires.
Cependant ceux-ci ouvrirent la scène ; le premier, dans un lieu très-sain, et les trois autres
à l'hôpital militaire qui est aussi dans une position excellente quant à la salubrité ; et l'on peut
garantir que ces quatre militaires n'avaient pas
communiqué avec les tribus malades. D'ailleurs
il n'y eut de cholériques chez les Maures qu'à
partir du 12.

A Bone comme à Oran, la période de croissance du choléra, que je ferai commencer au
10 octobre, attendu qu'il n'y avait eu qu'un seul
cas jusqu'alors, fut de vingt jours environ, et
celle de décroissance de tout autant. Mais à Bone
la population maure souffrit beaucoup plus que
la population européenne, et celle-ci beaucoup
plus que la garnison. Le contraire avait été observé à Oran. Cette différence doit être attribuée aux localités, ce que j'examinerai par la
suite.

Le caractère de ce choléra a été des plus
meurtriers. On a compté à peine quelques cho-
lérines. Tous les cas de la première période principalement ont été extrêmement graves et
d'une courte durée. Les sujets, pris la nuit pres-

3.

que toujours, et plusieurs lorsqu'ils étaient de garde, avaient d'abord la diarrhée; des malaises et des crampes suivaient, en moins de deux heures, ce premier symptôme, et la cyanose ne tardait pas à se montrer. Les malades étaient à ce point lorsqu'ils arrivaient à l'hôpital, c'est-à-dire qu'ils étaient dans un état très-avancé. Les secours leur étaient donnés aussitôt, le jour comme la nuit, car il y avait toujours un médecin de garde à l'hôpital. MM. Worms et Moreau, médecins adjoints, et Hutin, chirurgien-major, se partageaient tour-à-tour cette pénible tâche. Je me plais à rendre justice à leur dévoûment et à leur zèle, non moins qu'à leurs talents.

Si la maladie, par elle-même, était le plus souvent mortelle, il convient de dire aussi que la plupart des personnes qui ont péri s'étaient, par le fait de leurs habitudes, placées sous sa faux meurtrière. Nous avons vérifié à Bone ce qui avait été observé à Oran et à Alger, que les hommes qui faisaient abus des boissons spiritueuses, et ceux qui avaient un régime irrégulier, ou qui étaient exposés aux privations que la misère impose, en souffraient plus particulièrement. On peut expliquer par là comment il est arrivé que le choléra a fait plus de mal aux Maures et aux Juifs qu'aux Européens, quoique les premiers s'abstiennent des boissons spiritueuses.

Leurs aliments sont si grossiers et si mal prépa-
rés, qu'on peut se faire difficilement à l'idée
qu'ils leur procurent une alimentation suffisante;
l'habitude seule peut les leur rendre supporta-
bles. Mais ce qui a dû les exposer plus directe-
ment aux coups du choléra, c'est leur coutume
d'habiter les rez-de-chaussée, étant couchés
dans leurs vêtements, sur des nattes ou de mauvais tapis, et dans des appartements humides
où les individus d'une même famille sont réu-
nis dans une pièce qui leur est commune. Voilà
pourquoi les Maures ont perdu plus que les militaires. Nous avons vu qu'il en avait été autrement à Oran, où la population maure, d'ailleurs
peu nombreuse, est disséminée dans une ville
spacieuse et bien aérée.

Parmi les morts causées par le choléra de Bone,
l'une des premières et des plus notables fut
celle de M. Briant, pharmacien en chef de l'hôpital; le corps des officiers de santé perdit encore M. Fortier, chirurgien aide-major au
59ᵉ de ligne; M. Pigou, chirurgien sous-aide à l'hôpital, et un autre sous-aide, M. Peyrusset, fut à
toute extrémité. M. Jourdan, chirurgien aide-
major, eut la cholérine. Quelques officiers de
diverses armes et du grade de capitaine et au-
dessous périrent aussi. Les grades supérieurs
furent épargnés. M. Mérot, agent comptable des

subsistances et son épouse moururent à peu de jours de distance l'un de l'autre.

Les effets du choléra de Bone ont été les suivants.

La garnison, forte de 2,500 hommes, a eu pendant la durée de l'épidémie 87 morts. Perte, un trentième.

Les Européens, au nombre de 1,700, ont compté 90 morts. Perte, un vingtième.

Les indigènes, Maures ou Juifs, y compris 250 Spahis réguliers, étaient 2,500, il en est mort 204. Perte, un treizième.

Total des morts, 381.

La difficulté de pénétrer dans les habitations des Maures n'a pas permis de savoir combien ils ont eu de malades ; c'est par les registres de l'état civil que j'ai pu avoir le nombre des décès dont ils étaient forcés de faire les déclarations, parce qu'aux portes de la ville on ne laissait point passer les cadavres pour lesquels on n'avait pas accompli cette formalité. C'est de ces mêmes registres que j'ai appris que la mortalité, parmi les femmes, a été de deux tiers comparativement à elle des hommes. Avant de pousserp lusloin ma narration de l'épidémie de Bone, qu'on me permette la digression suivante.

J'ai été témoin dans cette occasion de ce que peut le fanatisme religieux aidé de l'ignorance.

Pendant que les Maures ou Bédouins se succé-
daient rapidement dans la fosse au choléra , ils
ne faisaient rien pour leur guérison et ne s'occupaient pas de leurs malades , s'en remettant
au destin pour leur guérison. La maladie était
dans sa période de croissance et chaque jour le
nombre des morts augmentait , lorsqu'ils furent
bercés de l'espoir que leur donna un marabout
qui était en grande vénération parmi eux. Ce
marabout, Sidi-Mohamed-el-Fourhali , d'un
âge très-avancé, étant mort du choléra, le 24 octobre , annonça avant de mourir que Dieu l'appelait à lui, mais que trois jours après sa mort
le fléau cesserait entièrement. Aussitôt qu'il eut
fermé la paupière , tout ce qui avait servi à son
usage fut enlevé et partagé avec un soin tout religieux entre les parents et les amis. On se dis-
putait à qui aurait un morceau d'un mauvais
tapis sur lequel il couchait depuis dix ans qu'il
n'avait mis le pied hors de son habitation, en esprit de religion. Mais ses obsèques surtout montrèrent toute l'influence morale de cet homme
sur la population indigène. Des cris de déses-
poir proférés par une foule qui encombrait les
rues voisines de mon logement, m'arrachèrent à
mes travaux ; je sortis pour en connaître le
motif et je vis un brancard qui contenait un
cadavre et qui semblait planer au dessus des

têtes des nombreux assistants. Cela me rappela parfaitement l'enterrement du général Foy. Curieux de voir cette pompe funèbre, nouvelle pour moi, je descendis la rue Saint-Augustin où j'étais logé, et, par des détours, j'arrivai sur la place publique aussitôt que le cortége. Un drapeau vert, rouge et jaune, surmonté d'un croissant, ouvrait la marche ; des hommes et des femmes voilées selon leur coutume suivaient, au nombre de cinq à six cents, le brancard funèbre que soutenaient en l'air des mains maures, en tel nombre, qu'on ne pouvait voir aucune portion du brancard ; le corps y était couvert d'un tapis qui n'en laissait voir que la figure et les pieds. Des prières psalmodiées, mêlées de cris plaintifs, ajoutaient à l'ensemble lugubre de la cérémonie. Ce cortége sortit par la porte Constantine, et longeant le bord de la mer, se rendit auprès du pont d'Hippone (1) et du Grand-Marabout qui l'avoisine. Là, une fosse attendait le corps du saint, et pendant qu'on l'y déposait, le brancard et le tapis qui avaient servi à le transporter furent mis en mille morceaux et partagés entre les assistants

---

(1) Hippone, où saint Augustin était évêque, fut une ville assez considérable à en juger par les restes d'édifices publics qui y sont encore. Le pont est de construction romaine.

comme autant de reliques précieuses. Cet homme était en telle vénération, non-seulement à
Bone, mais encore dans toutes les tribus voisines, qu'une collecte fut faite pour lui élever
un marabout, sorte de temple ou rotonde où
l'on dépose le corps du saint personnage que
l'on invoque par des prières et en y faisant brû-
ler de petites bougies, comme dans les cha-
pelles de la Vierge dans nos églises. Cette collecte produisit, en peu de jours, plus de
3,000 francs, somme extraordinaire dans ce
pays.

Ce marabout mort, on attendit avec une
confiance que rien ne pouvait ébranler, que
sa prédiction s'acomplît. Trois jours se passèrent et les Maures supportèrent avec une ré-
signation exemplaire les coups du choléra;
mais le quatrième, le cinquième et le sixième
furent des jours de désenchantement. Alors les
indigènes perdaient jusqu'à vingt des leurs par
jour, quand la garnison n'avait de morts que
la moitié de ce nombre ; mais ils étaient arrivés,
comme le reste des habitants, à l'époque où la
maladie perdit successivement de son intensité,
tant pour eux que pour nous.

Le choléra de Bone a offert les particularités
suivantes : après avoir frappé un seul individu,
dans la caserne des Caroubiers, à une lieue de

la ville et sur un promontoire fort agréable, il
fut huit jours sans causer de nouvelles atteintes,
et ce fut ensuite dans l'hôpital militaire qu'il choi-
sit ses nouvelles victimes ; mais l'hôpital est situé
à la partie la plus élevée de la ville, à la grande
mosquée, sur un autre promontoire et en face
de la mer, comme la caserne des Caroubiers. Le
choléra mit donc huit jours pour faire une lieue,
et il faut dire que la caserne des Caroubiers ne
fournit presque plus de cholériques par la suite,
de même qu'il est rare d'en voir sortir des malades lors des fièvres intermittentes qui sont
endémiques à Bone.

Une autre caserne, dite des Sautons, sur une
hauteur qui domine la ville au nord, fut celle
que le choléra visita ensuite avant de se montrer dans Bone. Le choléra descendit donc des
hauteurs dans la partie inférieure du pays. Cela
concorde avec les idées que l'on a sur sa dissé-
mination dans l'atmosphère. Mers-el-Kebir, qui
lui ouvrit les portes de l'Afrique, est sur un autre promontoire ; et le choléra d'Oran, comme
celui de Bone, laissa passer huit jours entre sa
première atteinte du 26 septembre à Mers-el-
Kebir et ses nouveaux coups du 5 octobre à
Oran. Nous verrons plus tard qu'il se comporta
de même à bord du vaisseau *le Triton*.

Le choléra s'étant répandu dans Bone, et les

premiers malades, parmi les indigènes, étant du 12 octobre, il ne fut plus possible de le suivre dans cette ville bâtie en amphithéâtre, dont les rues étroites et sinueuses ne sont point pavées, et dont l'atmosphère est imprégnée des miasmes d'une plaine marécageuse qui s'ouvre devant elle, à l'ouest : aussi, à partir de cette époque, la garnison, les indigènes et les colons en souffrirent également. Cependant, ses effets furent rendus un peu lents par des vents très-forts du nord-ouest et des pluies abondantes qui durèrent jusqu'au 20. Alors les vents du sud reparurent et le choléra frappa un plus grand nombre de personnes. Il avait commencé par les hommes du 59ᵉ régiment dans les casernes déjà indiquées, il passa dans les quartiers du 3ᵉ régiment des chasseurs à cheval d'Afrique, qui étaient dans la partie basse au niveau de la plaine, et frappa ensuite la population et les compagnies d'artillerie et du génie qui occupaient des maisons particulières. Ces dernières armes ont perdu proportionnellement plus de monde que les autres, parce que les hommes étaient dans les mêmes conditions de logement que les indigènes ; ils étaient dans des maisons dont les habitants avaient fui, au rez-de-chaussée, privés d'air et dans des lieux humides.

Ce fut encore à une habitation froide et hu-

mide que MM. Pigou et Peyrusset, chirurgiens,
durent leur atteinte cholérique. Je les avais visités l'un et l'autre dans une chambre au rez-de-
chaussée où les eaux pluviales s'épanchaient ;
tous les deux y avaient été pris d'une fièvre re-
mittente qui les avait affaiblis beaucoup et qui
les avait ainsi prédisposés au choléra auquel le
premier succomba ; le second dut son salut à
une large saignée faite à temps et dès le début
de la maladie, il en sera question plus loin.

La Casauba, sorte de citadelle qui domine la
ville, fournit très-peu de malades, quoiqu'elle
fût entre les deux points culminants où le choléra parut tout d'abord, la caserne des Caroubiers et celle des Sautons, mais à une plus
grande hauteur. En outre, l'influence cholérique aurait dû s'accroître des émanations des
tombeaux qui étaient dans le voisinage. Le chemin qui conduisait de la ville à cette forteresse
traversait le vaste champ mortuaire des indigènes, et plusieurs fois on se plaignit de la mauvaise odeur que répandaient les nombreux
cadavres qui gisaient dans les environs. Cependant cela ne contribua pas à y rendre le choléra
plus meurtrier.

Il faut dire aussi que les nombreux cholériques qui se succédèrent dans l'ancienne mosquée, vaste salle de l'hôpital militaire qui les

reçut tous et qui contenait soixante-dix lits, ne donnèrent la maladie à aucune des personnes qui étaient attachées spécialement à ce service. Je les ai visités, examinés, questionnés tous au moment de leur arrivée, et j'ai suivi avec soin les cas les plus importants; je n'en ai eu aucun mal. MM. Worms, Moreau et Hutin, qui étaient chargés des trois services que j'avais formés, ne furent pas malades quoiqu'ils eussent beaucoup à faire. Aucun des aides et des sous-aides chirurgiens ou pharmaciens attachés à ces trois divisions ne fut malade. Le choléra alla frapper au contraire ceux qui, étant attachés à d'autres services, ne venaient dans la salle des cholériques que pour leur instruction ou pour aider leurs confrères dans les moments de presse. Enfin, si l'on compta des malades parmi les infirmiers, ce fut précisément parmi ceux qui n'avaient pas servi les cholériques. M. Briant lui-même, frappé dès les premiers jours de l'épidémie, eut à peine l'occasion d'en voir quelques-uns.

J'ai cru remarquer une différence notable entre le choléra-morbus de Bone et celui de Paris, savoir : que les congestions cérébrales ont été plus fréquentes et plus funestes à Bone; les médecins d'Alger firent la même remarque. Cette complication doit être attribuée au climat de l'Afrique. Elle fut moins fréquente à Paris,

parce que le choléra y parut avant les fortes
chaleurs; en Afrique, au contraire, il régna,
à Alger, dans le mois d'août, et à Bone, en octobre. La congestion cérébrale suivait la réaction, et lorsque les symptômes graves sem-
blaient s'effacer, que le pouls se relevait, que
les urines avaient reparu, que les évacuations
alvines avaient l'odeur stercorale, elle ouvrait
la scène à une autre série de symptômes qui se
terminaient par la mort. Le premier cas de
cette nature que je vis me fit penser que j'avais
affaire à une fièvre intermittente pernicieuse
consécutive du choléra. Nous étions à la saison
de ces fièvres et dans un pays ou elles sont endémiques; mais je m'abusais, la suite m'apprit
que ces congestions étaient essentiellement liées
au choléra.

On a observé souvent que lorsqu'une épidémie d'un caractère nouveau règne dans un pays,
les maladies endémiques dans ce même pays en
sont étouffées. Il n'en fut point ainsi à Bone; le
choléra y faisait encore beaucoup de ravages, en
novembre, lorsque les fièvres intermittentes,
qui sont une funeste production de ce pays, se
montrèrent aussi fréquentes et aussi dange-
reuses que les autres années.

DU CHOLÉRA-MORBUS A CONSTANTINE ET DANS LES TRIBUS.

En même temps que le choléra était à Bone, il était aussi dans l'intérieur des terres, et sa marche, dans la province de ce nom, fut à peu près celle qu'il avait tenue dans les provinces d'Alger et d'Oran. Il était dans cette dernière ville au commencement d'octobre 1834, et alors aussi il était à Mascara, deux points séparés par une distance de plus de trente lieues, en allant de la mer vers le désert à travers les gorges et les montagnes de l'Atlas. De même Bone et Constantine, qui sont dans les mêmes conditions géologiques, étaient attaqués l'une et l'autre du choléra en octobre 1835. Cependant, il est juste de dire qu'il était à Constantine avant de paraître à Bone, ce qui, dans mes premiers rapports, m'a fait considérer le choléra de cette dernière ville comme une succession de celui de Constantine. L'histoire du choléra d'Alger a fait connaître aussi qu'il était dans les tribus voisines avant de se montrer dans la ville.

Je dois faire remarquer que Bougie, poste militaire que nous occupons, n'en a point souffert quoiqu'il se trouvât, en quelque sorte, sur la route du choléra lorsqu'il a quitté Alger pour

se diriger vers l'est et qu'il est arrivé à Bone :
Bougie est entre ces deux villes au bord de la
mer. Il n'en avait pas été de même à Mostaganem, placé entre Alger et Oran. Le choléra l'a-
vait visité lorsqu'il commençait à perdre de sa
force dans la dernière de ces villes. Ceci prouve
que cette maladie n'a pas une marche régulière;
elle suit tantôt le cours des rivières et le littoral de la mer ; d'autres fois elle va à travers les
terres , franchit les montagnes , et se montre
d'autant plus meurtrière qu'elle rencontre des
populations plus agglomérées.

Aussi, a-t-elle été plus funeste à Mascara et à
Constantine que dans les villes occupées par les
troupes françaises, parce que une partie de la
population maure est sortie de celles-ci pour se
porter dans les villes de l'intérieur. J'ai eu occasion de faire voir que Mascara avait perdu le
septième de ses habitants ; de même Constantine,
qui en comptait 30,000, en perdit 5,000 et plus,
c'est-à-dire le sixième. D'après des renseignements que je dois aux soins empressés de M. le
vicomte d'Uzer , maréchal-de-camp, commandant supérieur de la province de Bone, je puis
dire que les tribus amies, les Keresas, les Be-
niurgine et les Witchoa, les plus voisines de cette
ville, ont eu plus de 180 morts par le choléra ;
et que deux autres plus éloignées, celles de Ta-

laha et de Drides ont eu, l'une 100 morts et la
dernière 275. Il n'y avait plus de choléra à Bone
ni dans les environs, lorsque j'en partis le 25 novembre pour me rendre à Oran, où m'appelait
un nouvel ordre de M. le ministre de la guerre.

CONSÉQUENCES.

Des trois épidémies de choléra dont j'ai fait
l'histoire, on peut déduire les assertions suivantes :

Le choléra a débuté en Afrique par Mers-el-
Kebir et Oran. Ses premiers coups ont porté sur
des hommes qui vivaient sous l'influence mari-
time, et ensuite dans des lieux où d'autres hommes étaient groupés et tenus dans une atmosphère malsaine. Il en avait été ainsi à Toulon.
Là, un contre-maître de *la Galatée* fut frappé
le premier étant en prison dans le vaisseau dit *l'A-
miral*, et ensuite des galériens. A Mers-el-Kebir
c'est d'abord un boucher et ensuite des condamnés, la garnison n'en souffrit qu'après. A Oran,
c'est encore le boucher de Mers-el-Kebir qui vient
mourir à l'hôpital militaire et ensuite des malades de ce même hôpital. A Alger, c'est un soldat qui meurt au lazaret et ensuite des malades
même de l'hôpital militaire et des condamnés
détenus au fort neuf. Enfin à Bone, ce fut un

sergent dont l'habitation était isolée et non loin
du bord de la mer qui fut atteint le premier,
et les seconds cholériques furent encore des malades de l'hôpital. Par conséquent il est aisé de
juger, par le début d'une épidémie, quels sont
les lieux dont le choléra s'accommode le mieux.
Ce sont les hôpitaux et les prisons. Aux faits
qui précèdent on peut ajouter qu'à Paris, après
avoir enlevé le cuisinier de M. le maréchal Lo-
bau, il fit ses ravages dans la rue de la Mortel-
lerie et autres du voisinage où la population
est très-agglomérée comme dans les hôpitaux et
les prisons.

Le choléra d'Afrique a marché régulièrement
de l'ouest à l'est, et sur la côte d'Europe qui est
opposée à celle d'Afrique, il s'est dirigé également vers l'est.

Sa durée a été de quarante à cinquante jours.
Elle se partage en deux périodes égales, l'une
de croissance, l'autre de décroissance.

Pendant la première période les cas de choléra
résistent à tous les moyens curatifs; il y a aussi
plus de malades et de morts que dans la seconde.
Dans celle-ci on obtient plus de guérisons.

La marche du choléra en Afrique a été plus
franche et plus régulière que dans beaucoup
d'autres pays. On peut en inférer que la cause
qui le produit est disséminée dans l'atmosphère,

qu'elle suit la direction des vents et qu'elle plane sur le même pays pendant plus de vingt jours. La marche du choléra est comme celle d'une armée ennemie qui montre d'abord ses éclaireurs, vient ensuite le gros de l'armée, puis enfin l'arrière-garde; et, comme une armée encore, il s'arrête là où il a le plus à prendre, c'est-à-dire dans les villes; et après avoir prélevé sur les populations des contributions d'autant plus fortes, que ces populations sont plus nombreuses, il se porte tantôt à droite, et tantôt à gauche, comme pour déjouer les précautions que l'on pourrait prendre pour s'opposer à ses ravages.

Il est plus conforme à la raison de dire qu'il ne se communique pas, que d'admettre les idées de contagion à la faveur desquelles on assujettit à des quarantaines plus vexatoires que nécessaires. Nos lois sanitaires de 1822 ont été dictées par la peur qu'inspira la fièvre jaune de Barcelone de 1821, et on les applique au choléra qui n'était pas encore connu en Europe. Ayant été envoyé à Barcelone à cette époque, j'ai donné l'histoire de cette épidémie en 1822, et j'ai écrit alors que l'on raisonnera un jour sur les lois sanitaires qui nous régissent, comme nous raisonnons nous-mêmes sur ce qui atteste à nos yeux l'ignorance des siècles passés, et je suis encore

4.

du même sentiment. On vient d'écrire que le
choléra se propage par des molécules *sui generis*,
surnommées *semina cholerica*, provenant des
individus malades, et que ces semences se dé-
veloppent à la faveur de certaines conditions de
l'atmosphère, principalement de la chaleur et
de l'humidité. Tous les germes en sont là. Sans
ces deux puissants agents de la nature, aucune
graine ne lèverait, l'embryon humain même ne
pourrait se développer, mais cela ne détruirait
pas sa préexistence. On a supposé des *semina
cholerica* pour éviter d'admettre la contagion;
mais c'est par là même qu'on l'a prouvée, car
qui dit semence, œuf ou germe, donne l'idée
d'un être qui a existé, qui a produit et qui a
transmis la faculté de reproduire des êtres semblables à lui. Or, ce que nous appelons propaga-
tion, quant aux êtres de la nature, n'est en médecine que transmission ou contagion à la faveur des virus. Il est connu que les personnes
les plus rapprochées des cholériques ne sont pas
les plus exposées à avoir le choléra. Il n'en est
pas ainsi de la peste, de la fièvre jaune, du typhus, de la variole, de la rougeole, etc. Mais
dans l'hypothèse des *semina*, il faudrait qu'un
premier germe eût été porté sur l'aile des vents
à travers les mers pour avoir été frapper, à
Mers-el-Kebir, un boucher, vivant dans un fort

élevé sur un rocher battu par la mer dans les trois quarts de sa circonférence; ou bien à Bone, un sergent qui habitait loin de la ville dans un pays sain et fort loin des lieux où était le choléra. Ce qui m'a paru le plus probable, c'est que la cause du choléra est dans l'atmosphère, qu'elle est inconnue, qu'elle voyage à la faveur des vents, et qu'elle s'arrête et exerce ses ravages dans les lieux qui réunissent les conditions propres à son développement. Quelques-unes de ces conditions nous sont connues. Voilà tout ce que l'on peut affirmer.

Les écarts de régime favorisent l'action cholérique. Les hommes adonnés au vin et aux autres boissons spiritueuses ont succombé en très-grande partie. On doit les considérer comme saturés d'alcool, de même que l'étaient ces femmes qui, faisant abus d'eau-de-vie, ont péri d'une combustion spontanée. Ces cas, pour être rares, n'en sont pas moins réels et prouvent que l'alcool se mêle à nos humeurs et pénètre nos tissus. Aussi est-il probable que chez les grands buveurs la coagulation du sang, qui est un des phénomènes caractéristiques du choléra, est augmentée par l'ingestion des boissons spiritueuses. On sait que l'alcool jouit de la propriété de coaguler certaines humeurs, principalement l'albumine. Dans la vue de prouver combien il importe de s'abstenir de ces boissons pendant le choléra, je rapporterai le fait suivant : M. F..., à Bone, ressentit les premières atteintes du choléra ; il était en état d'en décider par lui-même. Mais malheureusement il était de ces hommes que l'on rencontre trop souvent aux armées, qui pensent que toutes les maladies doivent céder à un bol de vin chaud, de punch, ou à tels autres moyens semblables. En conséquence, il va au café, demande une tasse de café, un verre de rhum, un autre de kirch, et va se promener. Les accidents cholériques continuent, il rentre et prend encore du café, du rhum et du kirch pour mieux braver le choléra ; mais, à huit heures du soir il se décide à aller à l'hôpital, s'y rend à pied, demande un lit, se couche en plaisantant sur son état, cause assez gaîment avec ses amis pendant une heure ; mais bientôt la conversation cesse, les crampes commencent et les autres accidents suivent. Le lendemain ses traits étaient tellement altérés qu'on ne le reconnaissait pas, il mourut à deux heures de l'après-midi.

Les hommes qui vivaient d'aliments mal choisis, tirés principalement du règne végétal, ou de viandes et de poissons salés, avariés et indigestes, étaient aussi plus exposés au choléra. Voilà pourquoi il est mort tant d'indigènes qui

ne se nourrissaient que de pastèques, de riz, de
pain sans levain, et qui buvaient de l'eau; ils
étaient dans les mêmes conditions diététiques
que les Indiens qui se nourrissent de même et
parmi lesquels le choléra fait tant de ravages.
Les Européens au contraire, français ou ita-
liens, vivaient de salaisons, d'aliments épicés,
de vin et d'eau-de-vie. Il y a entre le régime
trop débilitant des indigènes et celui trop exci-
tant des Européens un juste milieu à garder, qui
est ce qui convient dans les temps de choléra,
c'est là le régime que je suivais, que j'ai con-
seillé et dont se sont bien trouvés tous ceux qui
l'ont mis en usage.

Une habitation froide, humide et étroite, aide
au choléra, il en est de même de l'agglomération des individus. La transpiration est une des
fonctions que l'on doit entretenir avec le plus
grand soin; la respiration aussi doit se faire
dans un air pur, et l'on exécute mal ces deux
fonctions lorsqu'on habite des rez-de-chaussée
humides et que l'on s'y réunit en trop grand
nombre. Telle fut une des causes principales de
la mortalité chez les indigènes à Bone, aussi
bien que chez les Européens, boutiquiers pour
la plupart, qui sont logés fort à l'étroit. Le contraire arriva à Oran où la ville est bien percée
et où les habitations sont plus vastes et mieux

aérées. Aussi la population de Bone a-t-elle perdu le treizième, quand celle d'Oran n'a perdu que le vingt-sixième.

Les personnes qui arrivent nouvellement dans un pays où le choléra n'est pas éteint, y sont plus sujettes que celles qui ne l'ont pas quitté, parce que celles-ci ont subi l'épreuve de la maladie qui n'a pas trouvé en elles la disposition naturelle voulue pour toutes les épidémies. En preuve de ceci je citerai M. Grometti, capitaine, qui se rendait en Afrique; il arriva à Toulon le 13 septembre, tomba malade le 16 à quatre heures du matin, et mourut le même jour à trois heures de l'après-midi. Je citerai encore M. Pélissier, lieutenant de la frégate *l'Actéon*; il revenait des mers du sud et était absent de Toulon depuis deux ans. Il arriva en septembre et deux jours après il était mort du choléra. Même chose survint à M. Juving, pharmacien en chef de l'armée d'Afrique; il avait passé une partie de l'été de 1835 à la campagne; rentré à Alger à la fin de septembre, il fut atteint quelques jours après et mourut le 5 octobre. Ceci est un avis aux personnes qui ont fui le choléra, de ne pas rentrer trop promptement dans la ville qu'elles ont quittée, et le gouvernement doit en tirer la conséquence qu'il n'est pas convenable de renouveler trop promptement la garni-

son d'une ville où le choléra ne serait pas entièrement éteint.

On a souvent dit aussi que les excès dans tous
les genres et les passions tristes donnent accès
au choléra. Sans aller chercher bien loin des
exemples de ceci, je prendrai les trois que je
viens de rapporter. M. Grometti n'aurait pas eu
le choléra probablement, s'il n'avait pas suivi
ses penchants pour les plaisirs de la table.
M. Pélissier, dont on déplora généralement la
perte, revenait auprès de sa jeune épouse avec
laquelle il n'avait passé que les quinze premiers
jours de leur mariage; elle n'avait alors que
quinze ans. Deux ans après elle avait gagné beaucoup en beauté, et l'on croyait généralement à
Toulon que *propter nimium Veneris*, M. Pélissier s'était mis imprudemment sous la main du
choléra. Enfin M. Juving venait d'être mis à la
retraite, ce qui allait mal avec ses goûts et sa
position financière. Aussi le chagrin a dû prépa-
rer la fosse où le choléra l'a plongé. Il est incon-
testable que la modération en toutes choses et
le calme des sens servent de bouclier contre les
maladies épidémiques, parce que celles-ci ne
pénètrent dans l'individu qu'à la faveur de l'é-
branlement que l'organisation et le principe de
vie éprouvent par le fait des excès et des cha-
grins.

L'isolement, dont on a beaucoup parlé, qui préserve de la peste et probablement aussi de la fièvre jaune, ne met pas à l'abri du choléra. S'il en était autrement, on ne pourrait pas expliquer comment il s'est développé à bord de quelques navires en pleine mer. On doit estimer que ces navires ont rencontré des courants cholérigènes de même nature que ceux qui passent sur certaines villes, tandis que d'autres villes voisines n'en éprouvent rien. La cause du choléra étant disséminée dans l'atmosphère et suivant certaines directions, plane sur la mer et sur la terre également. Si l'on n'admettait pas cette manière de voir, il faudrait imputer à la contagion les faits que je vais rapporter.

Le Triton, capitaine Baudin, partit de Toulon le 30 juin 1835, lorsque le choléra s'y était manifesté depuis dix jours. Il perdit un de ses officiers de cette maladie la veille de son départ de la rade; c'était M. de Sérigni. Ce bâtiment alla à Alger où il arriva le 8 juillet, et ce jour-là il eut un cas de choléra à l'occasion duquel la commission sanitaire d'Alger lui prescrivit de se tenir à distance dans la rade. Il alla ensuite à Oran, où il reçut à bord une partie de la légion étrangère qu'il déposa à Tarragone le 17 août. Il en partit le 18 avec *le Nestor* et arriva à Roses le 20. Le choléra régnait dans cette

ville, et ces deux bâtiments quittèrent ce port
le 24, mais déjà un contre-maître du *Triton*,
qui avait passé la nuit à terre dans un état d'i-
vresse complète, fut pris le 23 à deux heures
et mourut le 24. Depuis lors jusqu'au 31 point
de nouveaux malades. Je ferai remarquer que
dans cet espace bien circonscrit, le choléra,
après avoir frappé un premier coup, resta
inactif pendant huit jours comme à Bone;
mais du 31 août au 1er septembre, deux cas
de choléra se manifestèrent, il y en eut 41
nouveaux le 1er septembre et 13 le 2. Pendant
ce temps *le Triton* et *le Nestor* s'étaient rendus
dans la rade de Mahon où ils furent tenus pour
suspects, *le Triton* particulièrement. On l'éva-
cua le 4 septembre, l'équipage fut mis à terre
dans l'île du Roi qui est au milieu de cette belle
rade, et logé dans le bel édifice qui s'élève sur
cette île. Le vaisseau *le Triton* était à une petite distance, dépourvu de ses agrès. Il avait eu
88 malades dont 42 étaient morts. Parmi ces
derniers étaient trois officiers, MM. Vallin et
Treuille, lieutenants de vaisseau, et Turiot,
capitaine de corvette. Il avait 500 hommes d'é-
quipage en partant de Toulon. *Le Nestor*, qui
voyageait avec lui, n'eut que trois hommes atteints du choléra.

Ce fait donne lieu aux réflexions suivantes :

Y a-t-il eu une véritable contagion dans *le Tri-*
ton? je ne le pense pas. Parti de Toulon le
1er juin, lorsque le choléra s'y répandait déjà, il
perdit un de ses officiers au moment de son départ, et un matelot en rade d'Alger, huit jours
après. La légion étrangère qu'il avait transpor-
tée n'eût pas le choléra, et jusqu'à son arrivée
à Roses, le 20 août, il n'eut pas de nouveaux
malades, c'est-à-dire pendant un mois. Mais ce
fut à Roses, probablement, que, placé dans
l'atmosphère cholérigène qui y régnait, il con-
tracta la maladie qui y parut le 23 août, mais
qui y fut dans toute sa force le 31. Sans la
précaution que l'on prit d'en sortir l'équipage,
il aurait perdu beaucoup plus de monde. Il était
stationné au nord de l'île du Roi et le *Nestor* au
sud. Ce dernier avait été considéré comme
moins suspect, car on lui avait laissé son grée-
ment et il devait finir sa quarantaine le 7 octobre, comme *le Triton*. J'ai vu ces navires dans la
rade de Mahon, le 6 octobre.

A ce fait j'en joindrai deux autres. Le bâtiment à vapeur *le Ramier*, capitaine Lugeol,
avait quitté Toulon à la fin de juin, lorsque le
choléra débutait dans cette ville. Il avait fait,
dans le mois de juillet, plusieurs voyages à Alger, à Toulon et à Marseille, sans avoir de malades, mais évitant toute communication. Le

7 août il était à Port-Vendres où, après avoir fait
quarantaine, il reçut à son bord M. le maréchal Clauzel, sa famille et sa suite, et arriva
le 10 à Alger où le choléra était depuis peu de
jours. Il alla ensuite à Tarragone, et le 20, il se
rendit à Port-Vendres où l'état sanitaire était
bon. Il y prit deux gardes de santé, sorte de garantie par laquelle un navire peut prouver qu'il
n'a communiqué avec aucun lieu suspect; il était
dans la rade de Toulon le 21 et à Marseille le
23, mais sans avoir communiqué et ne recevant
que des objets non contumaces. Cependant le 25
un des gardes de santé eut les premières atteintes de choléra et guérit; mais le deuxième garde
étant pris la nuit du 27 au 28, mourut le lendemain. Ce navire n'eut pas d'autres malades. J'é-
tais à son bord le 4 octobre pour me rendre à
Alger, et c'est là même que j'ai recueilli les renseignements que je viens de communiquer. —
Un autre navire, la frégate *la Victoire*, eut
aussi le choléra étant dans la rade de Mahon :
ce fut dans cette même rade qu'on me rapporta
qu'elle avait reçu probablement la maladie de
la frégate *l'Expéditive* qui lui avait versé ses
vivres, et qui avait eu aussi le choléra. Mais il
est certain que *la Victoire*, qui avait stationné
devant Roses, avait quitté cette position avant
que le choléra y parût, et que, s'en étant rap-

prochée alors, elle avait évité d'y mouiller pour ne pas être suspecte; mais elle était dans l'atmosphère cholérigène qui régnait alors sur la Méditerranée aussi bien que dans les villes du littoral.

Disons donc de l'isolement à l'égard du choléra, qu'il en est bien autrement que pour la peste et la fièvre jaune. Ce moyen ne préserve pas de la maladie, et voilà ce qui montre que la cause en est disséminée dans l'atmosphère. Mais ce qui le prouve encore mieux, c'est que lorsque le choléra paraît dans une ville, il s'étend au loin autour de cette même ville, qu'il gagne de proche en proche, et qu'on ne peut le contenir au moyen des cordons sanitaires; tandis qu'à Barcelone, par exemple, la fièvre jaune de 1821 ne se montra pas hors des murs de la ville, que les villages les plus rapprochés n'en ressentirent rien bien qu'ils fussent dans l'enceinte du cordon, et qu'il en fut de même des autres villes de la province, parce que la cause de la fièvre jaune ne se répand pas au loin dans l'atmosphère, qu'elle n'agit par ce moyen qu'à de faibles distances, et qu'elle s'éteint en s'éloignant des foyers qui l'ont produite : il n'en est pas ainsi de l'agent cholérigène.

CONSIDÉRATIONS HYGIÉNIQUES.

Lorsqu'on écrit en médecine, on doit se proposer d'être utile, et l'on y parvient lorsqu'on éclaire le public sur l'origine, la nature et le traitement des maladies. Mais il n'est pas toujours possible d'atteindre ce but. Les fièvres intermittentes, par exemple, produit constant des émanations marécageuses, peuvent être attaquées dans leur source en desséchant les marais, et combattues avec succès par les préparations de quinquina. La fièvre jaune, que j'ai dit sortir des bâtiments négriers, finira lorsqu'on abolira la traite. Le typhus, qui naît de l'infection des lieux où l'on réunit un grand nombre d'hommes, cesse lorsqu'on lui oppose les moyens hygiéniques appropriés. Il n'en est pas ainsi du choléra, son origine problématique n'est nulle part. Jusqu'à ce jour, il a été impossible de le maîtriser, de lui opposer des barrières, encore moins d'indiquer sa nature ou le traitement qu'il convient de lui opposer. Sur ces deux points, la science médicale a beaucoup à faire encore ; c'est ce qui résulte de l'ouvrage le plus marquant qui ait paru dans ces derniers temps, savoir, le *Rapport sur le choléra-morbus du midi de la France*, *en* 1835, par MM. les professeurs Dubreuil et Rech, commissaires de

la faculté de médecine de Montpellier (1 vol.
in-8°, Montpellier , 1836). Aussi je ne me flatte
point d'être parvenu à lever les difficultés que
présente ce sujet. Tant de médecins s'en sont
occupés sans fruit, que je ne crois pas devoir
entreprendre un travail qui serait également
sans résultat.

Je pense, au contraire, que dans l'état actuel
de la science sur ce point, il importe peu au
gouvernement et plus particulièrement à M. le
ministre de la guerre qui m'a envoyé en Afrique pour y étudier le choléra , de savoir ce que
c'est que cette maladie, à quels traits on peut la
reconnaître , ni quelle médication on peut lui
opposer. Il vaut mieux, je pense, rechercher ce
que l'hygiène des camps et des casernes peut
acquérir de lumières pour préserver, le plus
qu'il est possible, les militaires des atteintes de
ce fléau , lorsqu'il a pris pied dans un lieu où
il y a une réunion plus ou moins grande de
troupes.

A cet effet je considèrerai le soldat dans les
conditions où il est placé. Tout étant de devoir
pour lui, il ne s'appartient pas à lui-même et
il ne peut régler à son gré sa conduite ni
son régime. Il faut donc que j'examine successivement ce qu'il convient de faire pour le préserver du choléra, quant à l'habitation, aux

vêtements, à la nourriture, à ses devoirs et aux premiers secours médicaux qu'il doit recevoir à la caserne.

1° *De l'habitation.* — L'observation a prouvé que le choléra fait périr d'autant plus de monde que les individus sont plus groupés dans un même lieu, dans des rues étroites, dans une ville mal percée, malpropre, et où la ventilation se fait mal. Les habitants d'Oran ont moins souffert que ceux de Bone, parce que l'air circule facilement dans la première de ces villes, et, par contre, la garnison d'Oran a perdu plus de monde que celle de Bone, parce que, dans cette dernière ville, les casernes sont bien situées et bien aérées. Aussi, pendant une épidémie de choléra, conviendra-t-il de mettre les hommes au large dans les casernes aussi bien que dans les hôpitaux et d'y entretenir une grande propreté. Dans les campements, on évitera les lieux qui sont humides, froids et sous un ciel nébuleux. Peut-être ne serait-il pas inutile de considérer les vents habituellement régnants, afin d'éviter de placer les camps sous le vent de la ville où règne le choléra ; la succession de cette maladie sur la côte d'Afrique autorise ce conseil. Mais lorsque, soit dans une caserne, dans un navire ou dans un camp, le

choléra s'y sera établi d'une manière funeste,
il faut déloger. Le cas du *Triton*, qui, ayant le
choléra à bord, ne cessa de perdre du monde
que lorsqu'il eut mis l'équipage à terre, parle
hautement en faveur de cette mesure. Il en est de
même du campement des juifs, de l'évacuation
du Fort-Neuf par les condamnés, ainsi que la
caserne des Lions, à Alger.

2° *Des vêtements.* — Il importe que le soldat soit bien vêtu, c'est-à-dire qu'il n'ait pas à
craindre les variations de l'atmosphère. La suppression de la transpiration est une des causes
qui déterminent fréquemment le choléra,
principalement la nuit. Je ne crains pas de ré-
péter ce que j'ai écrit dans une autre occasion
en traitant des fièvres intermittentes, que l'influence sidérale est pour beaucoup dans le développement des maladies dont les éléments
sont disséminés dans l'atmosphère. La présence
du soleil sur l'horizon détermine les accès de fièvre, et c'est en son absence que le choléra attaque
presque toujours. Sur dix cholériques à Bone,
on en comptait neuf qui avaient eu les premiers
symptômes la nuit, et c'est à la fraîcheur que je
l'attribue; voilà pourquoi le soldat doit être
bien couvert la nuit comme le jour. Les chaus-
settes de laine et les ceintures de même nature

qui ont été déjà conseillées, doivent faire partie du vêtement indispensable du soldat exposé au choléra.

3° *De la nourriture.* — Le soldat ne reçoit d'aliments que ce qui est absolument nécessaire à sa sustentation. Les économistes ont si bien mesuré la ration, que personne ne s'engraisse au régime de caserne, et, pendant le choléra, il faut donner au corps une nourriture plus substantielle; aussi l'addition du riz a-t-elle été considérée comme nécessaire et des plus convenables; un peu de vin de bonne qualité doit y être joint après le repas, mais on ne doit point permettre qu'il soit pris à jeun, ni en trop grande quantité. Un officier de service devrait présider aux repas des soldats, afin de s'assurer qu'on leur donne ce qui leur est dû. L'eau-de-vie et les autres boissons alcooliques doivent être supprimées, l'observation a trop bien prouvé qu'elles aident au développement du choléra. J'ai déjà rapporté qu'à Bone la plupart des hommes connus pour ivrognes ont péri, et cette remarque avait été faite à Oran aussi bien qu'à Alger.

4° *Des devoirs du soldat.* — Deux choses sont funestes au soldat sous le règne du choléra, savoir : un trop grand exercice et les gardes de nuit, principalement les factions. Les instruc-

5.

tions données par M. le ministre de la guerre
font voir que l'on a senti la nécessité d'épargner
de trop grandes fatigues au soldat ; mais nulle
part je n'ai vu qu'on ait insisté pour faire diminuer les gardes de nuit et principalement les
factionnaires. J'ai déjà dit que l'influence de la
nuit favorise l'agent cholérigène ; mais je dois
ajouter que j'ai vu plusieurs hommes en être
atteints lorsqu'ils étaient de faction. Tout le
monde sait que la station, sans mouvement pendant une heure ou deux, fatigue autant que la
marche ; mais celle-ci échauffe et active la circulation, la station au contraire la ralentit, re-
froidit, et l'influence de la nuit ajoute à ce re-
froidissement. Il conviendrait de supprimer tous
les factionnaires d'honneur et de ne laisser que
les sentinelles indispensables pour la sûreté.

5° *Secours à donner à la caserne.* — La
promptitude avec laquelle le choléra attaque
et marche commande une égale promptitude
dans les moyens de répression. Une heure de
retard ne se récupère pas, et le temps que l'on
met à porter un homme de la caserne à l'hôpital est souvent celui où la maladie devient
mortelle faute des premiers secours. Pour faire
mieux connaître l'opportunité des moyens que
je vais conseiller, je rappellerai les diverses
périodes connues qui composent la durée de la

maladie. Ces périodes sont celles d'imminence, d'invasion, d'augment, nerveuse ou myodinique, cyanique, aphonique, asphyxique, de réaction, de congestion, et de mort ou celle de convalescence.

La période d'imminence est caractérisée par des lassitudes et des évacuations alvines fréquentes et liquides, quoique stercorales. Alors la suppression du vin et de la viande devient nécessaire. On donnera du riz cuit dans un bouillon de viande très-léger, et l'eau de riz laudanisée devra être la seule boisson permise ; quant aux hommes d'un tempérament sanguin, une saignée sera à propos.

La période d'invasion, qui s'annonce par des évacuations alvines plus fréquentes et séreuses, des envies de vomir, une prostration des forces très-prononcée et quelquefois des défaillances, demande de prompts secours, et le plus efficace de tous est une large saignée, après quoi on enverra le malade à l'hôpital. J'insiste d'autant plus sur la saignée faite à la caserne, que trop souvent, avant que le malade soit arrivé à l'hôpital, il en est à la période d'augment, ou à celle dite nerveuse ou myodinique. Alors rarement il est possible de tirer du sang de la veine ; le sang ne vient plus par jet, mais bien, comme on dit vulgairement, en ba-

vant ; il a subi déjà un premier degré de dé-
composition, il a perdu de sa sérosité et par
conséquent de sa fluidité, il circule plus difficilement, et déjà la lenteur, l'absence même du
pouls indique cette difficulté. Alors le danger
commence et tous les autres moyens curatifs de-
viennent à peu près inutiles ou du moins fort
douteux.

Je conseille avec d'autant plus de confiance
la saignée faite à la caserne, que plusieurs faits
m'en ont prouvé l'efficacité à Bone, et que nos
connaissances sur le choléra l'autorisent. Les accidents consécutifs font assez connaître que plus
il y a de sang dans le système vasculaire, plus il
y a obstacle à la circulation lorsque cette humeur vitale, privée de la partie séreuse, devient épaisse et semblable à de la gelée de gro-
seille. Les réactions et les congestions cérébrales qui surviennent ensuite prouvent bien que
le sang ne manque pas dans le corps humain,
puisqu'alors il faut en retirer encore. J'estime
donc, et je le dis fondé sur l'observation, que
le moyen le plus sûr d'atténuer l'atteinte du
choléra est de saigner largement lors du début,
c'est-à-dire lorsque les battements de l'artère
donnent à connaître que la circulation se fait
encore sans obstacle. On pourra espérer une heu-
reuse issue de la maladie si la saignée donne un

jet abondant et soutenu, surtout si le sang devient rouge par le contact de l'air. Dans de telles circonstances il faut augmenter les chirurgiens des régiments et les faire rester à la caserne; leur service sera d'autant plus pénible, qu'il requiert une surveillance de tous les instants et qu'ils doivent se relever de quatre en quatre heures la nuit comme le jour.

Voici deux faits qui sont en faveur de la saignée faite dès le début de la maladie. Les individus sur lesquels elle a été pratiquée sont vivants, ce qui est une garantie de l'authenticité du récit que je vais faire.

M. Bruneau, chirurgien-major du 59ᵉ régiment de ligne, venait à l'hôpital plusieurs fois le jour pour y voir les hommes de son régiment. La saignée avait été souvent le sujet de nos entretiens, et persuadé des avantages que l'on peut en retirer, il la pratiqua sur un de ses aides-major, auprès duquel il se trouvait dès le début de la maladie. Ce fut avec le plus grand succès, car cette maladie n'eut pas d'autres suites : ce chirurgien aide-major vit encore, tandis qu'un autre du même régiment, M. Fortier, qui fit tout autrement dès qu'il éprouva les premiers symptômes du choléra, eut le malheur d'y succomber.

Une autre observation non moins concluante est celle de M. Peyrusset, chirurgien sous-aide

à l'hôpital militaire de Bone, et venu de Lyon à
l'occasion du choléra. Il avait été attaché au service des cholériques, mais il dut cesser bientôt
ses fonctions, ayant été pris d'une fièvre rémittente. Cette fièvre était due au climat autant
qu'au logement humide qui lui avait été donné
et qu'il partageait avec son camarade, l'infortu-
né M. Pigou, qui, après avoir eu une semblable
fièvre rémittente, succomba au choléra. M. Peyrusset était convalescent de sa fièvre qui avait
été combattue par la saignée et par de fortes
doses de sulfate de quinine, et il avait obtenu
un meilleur logement, lorsque, le 11 novembre,
il fut pris d'une forte diarrhée caractéristique
du choléra ; il jugea bien son état sans en être
effrayé, se rendit à l'hôpital des officiers, y prit
un lit et demanda une saignée qui fut faite sans
retard. Elle donna un jet bien soutenu et l'on
tira plus de douze onces de sang. M. Worms,
médecin chargé de la visite des officiers, lui
donna ses soins. La maladie continua sa marche
et parcourut presque toutes ses périodes. Il est
à noter cependant qu'il n'y eut pas de crampes,
car, comme M. Peyrusset en faisait lui-même la
remarque, il n'en éprouva qu'une seule très-pas-
sagère, fixée à l'un des doigts indicateurs. Mais
les évacuations alvines étaient cholériques, les
urines se supprimèrent, la cyanose fut bien ma-

nifeste ainsi que l'aphonie, les yeux étaient en-
foncés dans l'orbite, la respiration était lente,
la langue froide, et le *facies* entièrement cholérique; on avait une peine extrême à trouver le
pouls, l'artère radicale donnait le sentiment
d'un cheveu qui vibrerait, un froid glacial était
répandu sur toute l'habitude du corps, il y avait
même cette somnolence qui précède la mort.
Peu à peu le pouls se releva, un peu de rougeur
se fit remarquer à la face, les yeux s'ouvrirent et
s'animèrent, le froid de la périphérie du corps
se dissipa, les urines reparurent, et le retour à
l'état normal fut si rapide, que le malade, qui
avait été à toute extrémité le 13, était en pleine
convalescence le 16, jour où il sortit de l'hôpital.

Sans doute cette sortie était prématurée,
mais M. Peyrusset était tourmenté de l'idée que
son ami, M. Pigou, était mort là le 13, dans une
pièce voisine. On lui avait caché cette mort jusqu'alors, il était à craindre même que l'impres-
sion morale qu'il en ressentit n'entravât sa convalescence; heureusement il n'en fut rien, et
quoique bien faible encore, M. Peyrusset put
s'embarquer avec moi sur *le Crocodile*, capitaine
Janvier, qui nous reçut à son bord le 25 novembre. Arrivé à Alger, je lui fis obtenir un congé
de convalescence de trois mois qu'il alla passer

auprès de son père avec lequel j'étais lié par une vieille amitié de collége ; et tandis que je partais pour Oran, il se dirigea vers la France, d'où il revint très-bien portant à Alger, précisément la veille de mon départ pour la France, le 4 avril suivant.

ERRATA.

Page 40, ligne 14, et page 42, ligne 15, au lieu de Sautons, lisez : *Santons.*

Page 43, ligne 14, au lieu de attaqués, lisez : *attaquées.*

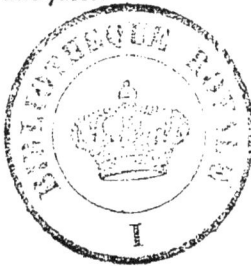

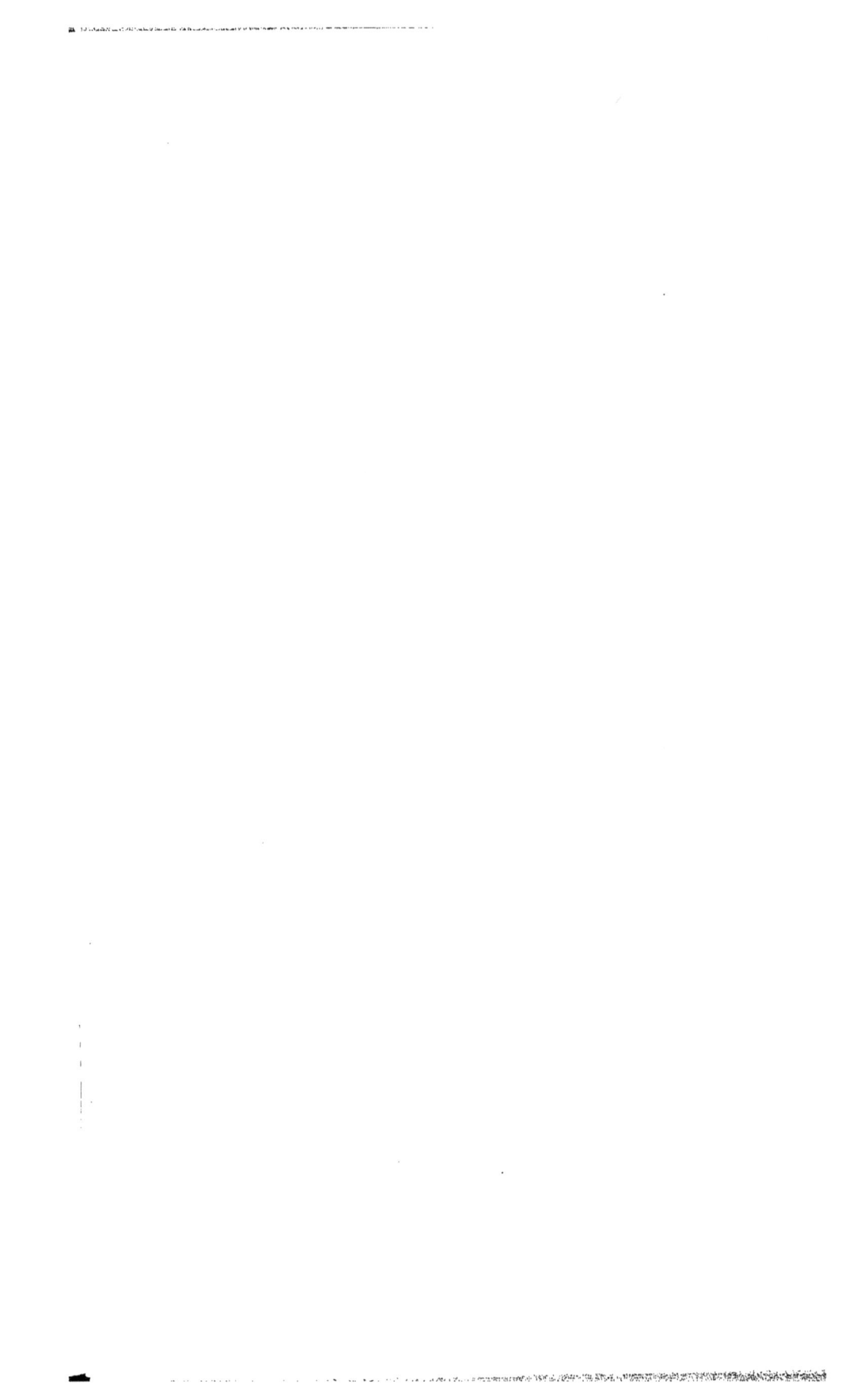

www.ingramcontent.com/pod-product-compliance
Lightning Source LLC
Chambersburg PA
CBHW050559210326
41521CB00008B/1038